医療界も大注目！

エクソソーム・パラレルワールド

―学術編―

東海大学医学部客員教授
高輪クリニックグループ代表
陰山泰成

知道出版

はじめに

パラレルワールド（Parallel universe、Parallel world）とは、ある世界（時空）から分岐して、それに並行して存在する別の世界（時空）を指します。

「この現実とは別に、もう1つの現実が存在する」というアイデアは、「もしもこうだったら、どうなっていたのか」という考察に都合がよく、パラレルワールドはＳＦの世界の中にだけ存在するのではなく、理論物理学の世界でも、その存在の可能性について語られています。

本書は、巷《ちまた》ですでに情報が露出している、エクソソームを一般の方用にわかりやすく解説したものです。かつテーマどおり、パラレルワールドに話を飛ばしながら、理解を容易にしたつもりです。

幼少期より空想癖があった私が執筆していますので、独自の表現で誤解を招くことがあるかもしれません。あらかじめ、その認識で本書をお読みいただければ幸いです。

我々は東京大学分子定量研究所に医療連携講座を設け、ベンチャークリニックとして、植物エクソソームの研究を粛々とこなしています。植物エクソソーム（正確には細胞外小胞体＝ＥＶｓと表記すべきですが、難しく見えてしまうので、エクソソームと表記します。正確には、エクソソームは細胞外小胞体の一つですが、すべてではありません）。

世の中で商品に表記されているエクソソームは、その素材におそらく一部エクソソームが含まれているかもしれない、というレベルが大半です。

また、もしエクソソームを確認したとしても、エクソソームの保存、安定はとても難しく、さらに活性化試験まで実施したものは皆無に近いと思われます。

世に登場している「エクソソーム」は、製作コストに比べて価格帯が安すぎます。

現状のエクソソーム製品は、残念ながら本物はあまりないかもしれません。

現実はさておき、昨今、世界中でエクソソームを創薬、化粧品、サプリメントにすべく、競って研究が進んでいます。

近未来にエクソソームで医学、医療、美容に革命が起こるかもしれません。その徴候の現れとして、基礎実験、動物実験および論文数は、すでに膨大な数に上り、ヒト臨床を含めた「エクソソーム」の研究数はうなぎ登りなのです。

まずは、現状の間違いを正し、各種研究、一部開始された臨床を本書を通じて詳らかにいたします。

さらに近未来にありうるエクソソーム医療の世界をパラレルワールドとしてお見せできれば幸いです。

繰り返しですが、本書は論文情報が大半ですが、学術書ではありません。

私の空想癖が織りなす話も混ざっています。どうか、バランス感覚を磨いたうえで、目を通していただければ幸いです。


エクソソームが普及することで、医療、美容の世界の常識が立て続けに覆されていくことでしょう。人類は、病気知らず、老化知らず、多くのセンチュリアン（100歳超えで元気な方）が世界中を闊歩する、そんな時代が到来する！　と私はワクワク感を抑え切れません。

みなさんとエクソソームが織りなすパラレルワールドの魅力を共有させてください。

著者

医療界も大注目！

エクソソーム・パラレルワールド 学術編

はじめに…3

【エクソソーム総論1】

第1章　縦割りから横つながり医療へ
—縁と縁をつなぐエクソソーム

○細胞間、組織間、生物種をつなぐエクソソーム…12
○エクソソーム研究の歴史…13
○エクソソームの国際基準…16
○エクソソームとは何か…20
○エクソソーム医療が持つフィロソフィーは伝承療法に近い…24
○異種生命体とのコミュニケーション…27

【エクソソーム総論2】
第2章　エクソソーム、その応用への道
○医療を劇的に変える可能性…34
1．細胞組織の修復…36
2．腫瘤を作らず細胞を情報でコントロール…39
3．エクソソームの最大の特徴は血液脳関門の通過性…40
4．幹細胞エクソソームの腸内環境への影響…43
5．がんエクソソーム…45
6．コロナ感染症にもエクソソームが関与…47
7．過敏性腸症候群の腸粘膜修復に有効なエクソソーム…48
8．保存性の高いエクソソーム…50

【エクソソーム各論】
第3章　あらゆる生物から産出される有益なエクソソーム
○エクソソームの種類…54
○幹細胞エクソソーム…55
○植物エクソソーム…59
○漢方エクソソーム…61
○ヤギミルク・エクソソーム…64

【エクソソーム詳説1】
第4章　幹細胞エクソソームのパラレルワールド
○幹細胞エクソソームの臨床応用…68
○老化を促す幹細胞エクソソーム…73
○幹細胞エクソソームに欠かせないサプリメント…77
○難敵だった白髪を黒くする治療への期待…79

【エクソソーム詳説2】
第5章　植物エクソソームのパラレルワールド
○「アロエベラ・エクソソーム」は新たな美容の武器…84
○抗老化を促す「月桃エクソソーム」…85
○口腔内環境、腸内環境、そして脳機能を整えるショウガ・エクソソーム…88
○植物エクソソームの未来…90
【エクソソーム詳説3】
第6章　全身を駆け巡るバクテリア・エクソソーム
○バクテリア・エクソソームの絶大な働き…96
○腸内フローラの効果…99
○腸内フローラエクソソームは免疫の主役…103
○バクテリア・エクソソームの発毛促進…106
○全身に多大なる影響を与える─腸内・口腔内バクテリアエクソソーム…107
○善玉バクテリア・エクソソームの驚異的効能…110

○悪玉バクテリア・エクソソームの毒性…113
○膣内フローラ・エクソソームは女性の人生を左右する…116
○腸内フローラバランス（エクソソームバランス）
改善例　症例報告…118

第7章　エクソソームが創造する新しい社会

○細胞分化とエクソソーム…130
○エクソソームが創造する新しい社会…134
○パラレルストーリー　Vol・1…158

おわりに…178

第1章

【エクソーム総論1】

縦割りから横つながり医療へ

―縁と縁をつなぐエクソソーム

細胞間、組織間、生物種をつなぐエクソソーム

マスコミなどで今、「エクソソーム」という言葉が独り歩きしています。

とくに目にするのは「若返り化粧品」に含有されるエクソソームです。

現状マスコミに取り上げられたエクソソームは、あらゆる細胞から放出されるので、あながち嘘ではありません。しかし、有名無実、効果の検証もされていないものが多く、いきなり残念な現象が起きています。

しかし、エクソソームは医療界だけでなく、美容の世界の常識も塗り替えるポテンシャルの高さを持ったものであることは間違いありません。

いったいエクソソームとは何なのか？　どんなことができるのか？　そして安全にエクソソームを利用するには、どうしたらよいのか？

このテーマを本書でできるだけわかりやすく解説してまいります。

医療の流れは、1600年代にデカルトの「機械的要素還元論」により、人体を分離分断して、個々に考える縦割り発想になっています。

一方、ここ20年程前から、台頭してきた、臓器間、組織間、細胞間の連携の発想は、元来、伝承医療の得意とするところでした。エクソソームはそれと同様に縦割りではなく、人体を横つながりに捉えることの大事さを物語っています。

分子生命科学と伝承医療の両側面を兼ね備える存在こそが「エクソソーム」だと、私は捉えています。

エクソソーム研究の歴史

エクソソームを含む細胞外小胞（ＥＶｓ）の研究は、１９５０年代にまで遡ります。この時点では藻類や哺乳類の分泌顆粒の発見にとどまります。

エクソソームという言葉が使われるようになったのは１９８１年です。この頃は、細胞内や細胞膜の余分なタンパク質を捨てる「ゴミ袋」という捉え方をしていました。

しかし、２０００年前後になると、プロテオーム解析（タンパク質の詳細分析）の技術が発達し、エクソソームは、生きた細胞が機能的に分泌している物質であることが判明したのです。

そして、２００７年にエクソソームの歴史にとって画期的なことがありました。スウェーデンの臨床専門医のヤン・ロトバル博士（イェーテボリ大学教授）のグループが「細胞間の情報交換はエクソソームが担当している可能性がある」との仮説を発表し、エクソソームは一躍注目されることになります。

ロトバル博士グループは、マウスとヒトのマスト細胞由来のエクソソームの中に約１３００種のメッセンジャーＲＮＡ（ｍＲＮＡ）と１２１種類のマイクロＲＮＡ（miＲＮＡ）が存在すると報告しています。

また、エクソソームが細胞間でやり取りされる際にマイクロＲＮＡを用いた情報伝達が行われていることを突き止めます。

その後、２０１０年には、日本の国立がん研究センターなど、世界の5つのグループが、エクソソーム中のマイクロＲＮＡが実際に受容側の細胞で機能することを証明しています。

２００５年にカナダで開かれた第1回エクソソームワークショップでは、参加者は20名でしたが、２０１１年に開かれた第2回エクソソームワークショップには、日本を含む２００人超の研究者が参集し、大いに盛り上がったといいます。ロトバル博士グループの仮説の発表の影響は大きかったのです。

その年に国際細胞外小胞学会（ＩＳＥＶ）が設立され、一気に研究が進展することになります。それ以降、国際論文数の増加が顕著となり、ＥＶｓ（エクソソーム）の研究は活況を呈することになるのです。

２０１４年には日本細胞外小胞学会（ＪＳＥＶ）が設立され、我が国でもエクソソームの研究が本格的に始動しました。

エクソソームの国際基準

マイセブ（ＭＳＡＶ International Society for Extracellular Vesicles）はエクソソーム研究を牽引してきたスウェーデンのヤン・ロトバル博士が中心となって、２０１２年に設立された国際協会です。そこに世界中の研究者が集まり、エクソソームの医療・美容における可能性の追求とともにエクソソームの国際基準が確立されたのです。

日本では、２０１４年に「ＪＳＥＶ（日本細胞外小胞研究会）」が設立され、医療の未来を切り開くべく進取の気性の溢れた若き研究者たちが集う会となっています。

また、２０１９年４月にはＩＳＥＶの総会が日本の京都で開かれました。そこでのメインテーマは、エクソソームの臨床応用です。

本会で、エクソソームの医療応用の可能性として３つの働きが明確に挙げられました。

日本でのエクソソーム研究会

2014年に「JSEV(日本細胞外小胞研究会)」が設立され、医療の未来を切り開くべく進取の気性の溢れた若き研究者たちが集う会。

2019年4月にはISEVの総会が日本の京都で開催、メインテーマは、エクソソームの臨床応用。本会で、エクソソームの医療応用の可能性として3つのテーマが挙げられる(以下のとおり)。

①バイオマーカー 疾患に特徴的なエクソソーム解析(体液中のEVsを利用して検査・診断)し、超早期がん、認知症診断。
②ドラッグデリバリーシステム 生体内でのエクソソームが薬物を標的部位にピンポイントで届ける。
③エクソソーム自体の治療効果 エクソソーム成分(遺伝子やタンパク質)がわかると薬効をシミュレーションすることが可能。

①エクソソームは細胞間のコミュニケーションを担い、免疫系・神経系等の生体機能、血管新生、細胞の増殖や分化、組織再生、がん細胞の微小環境など、制御すると考えられる。

②タンパク質を作れる遺伝子に情報を伝え、間接的に肌肉を作るタンパク質に影響を与える。「影のフィクサー」といえる。これを「ノンコーディング」と称する。

③良質なエクソソームは組織の修復を担うこともある。とくに再生医療への応用が期待される間葉系幹細胞エクソソームは、炎症性細胞に飛んでいくことがわかっている。骨髄、脂肪、臍帯《さいたい》由来の間葉系幹細胞《かんようけいかんさいぼう》エクソソームは、こぞって抗炎症作用が強く、注目を集めている。

世界に目を向けてみるとエクソソーム研究は、中国、アメリカが先頭を走り、我が国は遅れをとっています。

とくにコロナ禍で、国際間医療情報が途絶えた中、日本はエクソソームに限らず、先進医療研究の分野は他の先進国から遅れをとっている感が否めません。日本は今や先進医療研究後進国に甘んじているといえるかもしれません。

意外に思われる方が多いのですが、エクソソーム研究で世界のトップを走っているのは、論文数から見て圧倒的に中国とアメリカです。

多くの日本人は、勘違いしていますが、とくに中国は、ＡＩ・ドローン・自動車自動運転だけでなく、先進医療の研究開発においても飛躍的発展を遂げているのです。

この4年間で、中国では「エクソソーム研究」「ＡＩ画像診断」「アバターオンライン診療」「バーチャル病院」などが一気に進化しています。

我々が粛々《しゅくしゅく》と進めている東京大学と共同の「植物エクソソーム」研究は、成果をある程度挙げています。しかし、今や「エクソソーム」研究の進化にとっては、中国とのコラボレーションは必須です。

我々の医療チームは、遼寧何氏医学院（中国最大の私立総合大学）と２０２３年5月10日に調印を終え、10月頭から先進医療開発の共同研究を開始しています。

本書では、それらの情報も掲載してまいります。

現状の日本の研究レベルを嘆いている暇はなく、オープンマインドで中国研究機関との共同研究と臨床にひたすら実績を積み上げるのみです。

エクソソームとは何か

エクソソームとは、「細胞外小胞体」の一部です。細胞が放出する、ごく小さな袋とイメージできます。

人の体は、約37兆の細胞からできています。筋肉細胞、肝細胞、神経細胞、脂肪細胞など、あらゆる細胞は絶えず分裂して子孫を残して代替わりしていきます。子供、孫、ひ孫と細胞がどんどん新しく生まれ変わっていくのです。

この細胞が分裂するときに、細胞から非常に小さい袋が放出されます。大きさは、**直径30～150nm（ナノメートル／10億分の1メートル）**という、ごく小さな小胞です。細胞から放出される小胞は、総称して「細胞外小胞体《さいぼうがいしょうほうたい》」と呼ばれており、三種類から構成されています。

「**エクソソーム**」「**マイクロベシクル**」と「**アポトーシス小胞**」です。

なかでも心身に多大なる影響を与えるのが「エクソソーム」です。

これら小胞体は、外側に中身を護る膜があり、その中には元の細胞に由来する何種類かの貴重な物質が詰め込まれています。

この袋に詰め込まれている物質が、身体にとって重要な働きをするとともに、袋自体もとてもユニークな働きをしているのです。

エクソソームは、私たちの身体の中のあらゆる細胞から放出され、体液とともに身体の中を巡ります。血液だけでなく、涙液、唾液、精液などにも含まれています。また、妊娠中の母親の羊水、母乳にも含まれます。

そして、**身体のなかのコミュニケー**

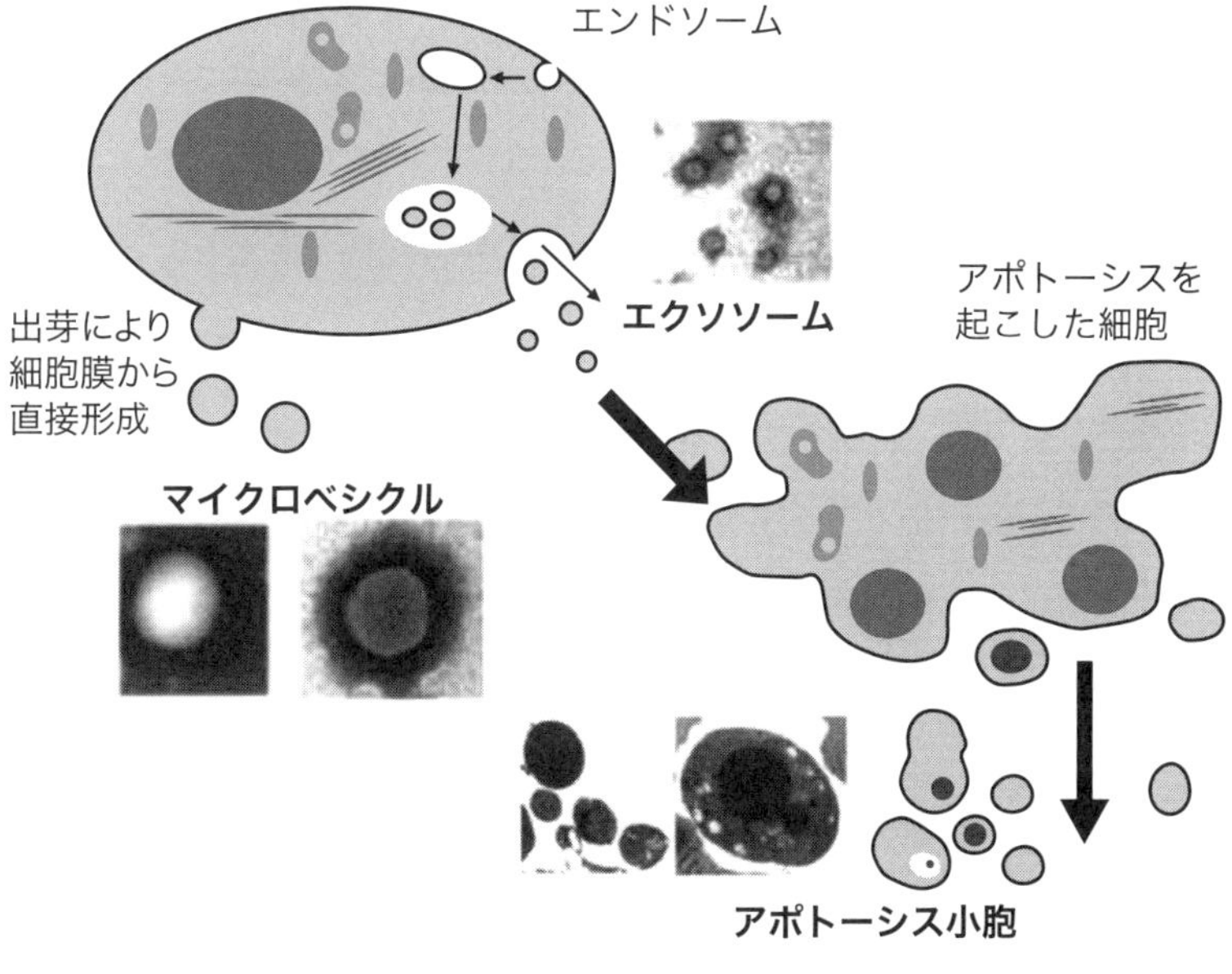

ション・ツールとして、きわめて重要な働きをするのです。

細胞から放出されたエクソソームは、血液の流れに乗って全身を巡ります。放出するときに、細胞はこの袋の中に〝**メッセージが書かれたお札**〟を入れて送り出します。

エクソソームには、この〝メッセージが書かれたお札〟の**細胞の宛先が指定されていて、**指定された細胞は、このメッセージ札を受け取ります。

このメッセージが書かれた札の主役は、専門用語で**マイクロRNA（マイクロ・アールエヌエー）**という遺伝子です。このマイクロRNAは、送り先の細胞の遺伝子に働きかけて、さまざまな行動を起こさせます。

たとえば、次のような指示です。

「排泄を促進しろ」

「リンパ管を修復しろ」

細胞は、このマイクロRNAを使って、離れた場所にある細胞に、自らの思いを伝え、さまざまな仕事をしてもらう、これがエクソソームによる細胞間のコミュニケーションなのです。

このような細胞間コミュニケーションは、身体の中のさまざまな場所で行われています。歯肉細胞から脳神経細胞へ。脾臓の細胞から副腎の細胞へ。日々、さまざまな細胞間で目まぐるしくコミュニケーションがとられているのです。

これによって私たちは健康体を維持できたり、ときに健康状態を崩すわけです。

これまでの常識では、臓器間のコミュニケーションは一貫して、脳を介して行われると考えられてきました。ところが、エクソソームが発見されて、脳が唯一の情報司令塔であるという「常識」が覆されたのです。

エクソソーム医療が持つフィロソフィーは伝承療法に近い

余談になりますが、私は幼少期から〝病気のデパート〟と言われるくらいさまざまな心身の不具合に悩まされていました。

近代医学の主である薬物療法では改善せず、さまざまな伝承療法のお世話になってきました。漢方、鍼灸、アーユルヴェーダなどです。

個人的には、薬物よりも漢方、鍼、アーユルヴェーダに体質改善の感触があり、その効果を信用しています。

医師ながら、歴史をもって使われ続けている伝承療法に信頼を寄せているのは、私の個人的体験からくるものです。

ところで、エクソソームの理論体系は、近代薬物療法ではなく、伝承療法のそれに近いものがあります。近代薬物療法が用いるのは、化学合成薬品であり、一つの化学構造式で表せる薬剤です。

一方、伝承療法は、複雑多岐にわたる成分の混合物で、多くの成分の複合体。

先進薬理学が5年ほど前から追及し始め、とくにコロナ禍において学術論文の多くを占めたのは、漢方薬とインド伝承療法の「アーユルヴェーダ・ラサーヤナ」です。これらの薬物療法はすべて複合素材です。

これらを「**ポリファーマコロジー**」と称します。一方、単剤治療を「モノファーマコロジー」と呼びます。

慢性疾患、生活習慣病、アレルギー、膠原病などの疾患には、「モノファーマコロジー」はさほど通用しません。

ここで効果を発揮するのはポリ＝複合物です。

たとえば、コロナ感染症では、ＡＣＥレセプターに接着したＣｏｖｉｄ‐19（新型コロナウイルス感染症）が炎症性メディエーター、サイトカインネットワークに働きかけ、多岐にわたる病態へと展開します。それぞれの生薬成分がどの遺伝子に働きかけ、ひいてはどのサイトカインや酵素に作用し、どのような効果が期待できるのか。これを明確にするのがポリファーマコロジーです。

伝承医療の薬物成分データは、中国やインドには膨大な蓄積があります。それぞれの成分がどの遺伝子に、そして酵素やタンパク質に作用して細かい薬効を出すのか、データベースからコンピューター・シミュレーションにより、薬効を作用機序付きで推し量ることができるのです。

この集大成が「ネットワーク薬理学」です。

エクソソームの素材はおびただしい数の複合体です。薬効のシミュレーションも、伝承療法と同様のネットワーク薬理学が使われます。

つまり、近代医学の縦割りと伝承医学の横つながりの良いとこ取り、それが「エクソソーム医療の本質」といえるのです。

エクソソームの台頭で、私たちは、身体の微小世界の「常識」を書き換えなければならなくなりました。

私たちの身体が正常に機能し、健康な状態を維持するためには、全身の細胞同士がエクソソームという情報メッセンジャーを通じて、バランスの取れたコミュニケーションをとる必要があるのです。

このコミュニケーションツールは、生命活動を円滑に進めるための肝といえるのです。

異種生命体とのコミュニケーション

エクソソームが身体の中で細胞間の大切なコミュニケーションを行っている、ということを説明してきました。

ところが、エクソソームを通じて、細胞間だけでなく、異種生命体ともコミュニケーションをとっていることがわかっています。

我々生命体は、自分以外の別の種の細胞とコミュニケーションをとっているのです。

例えば自分とは別種の生物には、身体のいたるところに定着している常在菌が含まれます。

人間の身体を構成する**細胞は、約37兆個**です。

私たちの身体の中には、自分の細胞よりも多くの数の別の生命体が存在します。それは**バクテリア、ウイルス、カビなどの微生物**です。その**総数は1000兆個以上**といわれています。

中でも腸内細菌群は、「腸内フローラ」と呼ばれ、私たちの生命活動に大きく関わっています。

経鼻投与エクソソームは BBBを通過して脳内に到達する

Zhuang X et al.
Treatment of brain inflammatory diseases by delivering exosome encapsulated anti-inflammatory drugs from the nasl region to the brain.
Mol Ther. 2011;19(10):1769-1779.（最初の経鼻投与論文）

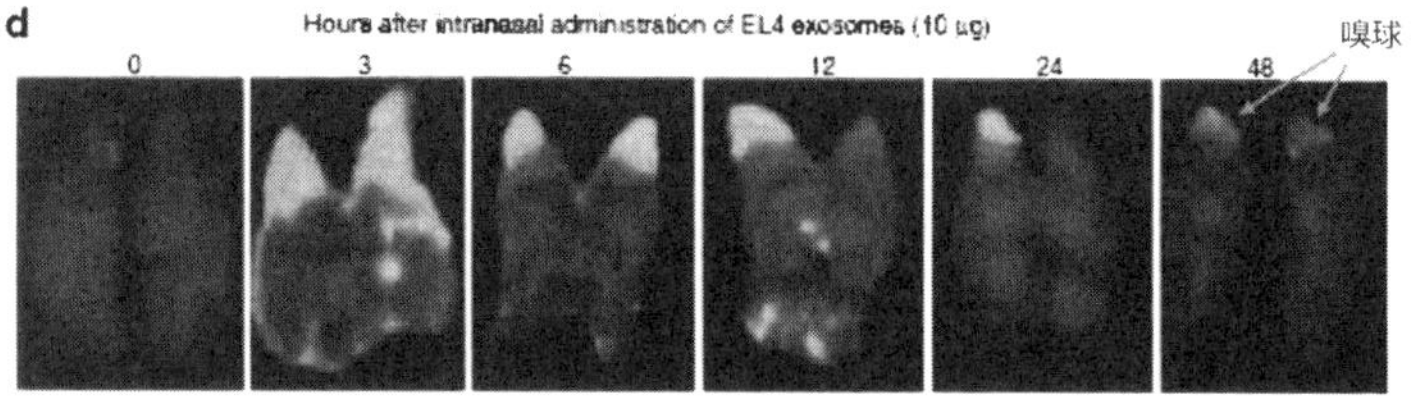

点鼻後時間以内に脳内へ移行
細胞レベルでは、ミクログリアに取り込まれる

鼻腔→脳内の送達ルート
①嗅上皮を通過し、血液循環に入り、BBBを通過
②嗅神経細胞に沿って脳内へ輸送
（BBBをバイパスして直接脳内に入る）

↓

この論文を元に、エクソソーム点鼻の濃度を割り出している

※ヒト等価用量（HED）：試験動物と同等の作用がヒトで発現する医薬品の用量
体表面積に基づく

これらのバクテリアも細胞から成り立ちます。おびただしい数のバクテリアからはさらに膨大な数の細胞外小胞、エクソソームを放出しています。そして彼らの活動は、私たちが生きる上でとても重要な働きをしているのです。

日々、私たちの身体に共生している、バクテリアと自身の細胞がコミュニケーションをとり、消化、吸収、排せつといった活動に大いに影響しているわけです。

この事実が多くの論文で証明され、もはや常識になりつつあります。しかし、なぜバクテリアと人の細胞という異種生物間でコミュニケーションがとれるのか？　この疑問に対しての明確な回答はないままでした。

そこにメスを入れたのが「エクソソーム」なのです。

「腸脳相関」という言葉があります。これは、腸に常在している腸内フローラが性格や心の病気に深く関与していることを指します。

その作用機序に腸内フローラから産生される内分泌が血液脳関門《けつえきのうかんもん》を貫通して、脳に影響を与えるという仮説がありました。

しかし、血液脳関門は分子量の関係でほぼ貫通できません。

しばらくは、腸脳相関はなぞの現象でした。そこに明解な回答を出したのがエクソソームなのです。

２０１８年にトランスサイトーシスという機序で、エクソソームは容易に脳に到着することが発表されました。腸内の常在菌が放出するエクソソーム、正確には膜小胞は脳に到達し、情報を提供し影響を与えることが示されたのです。

バクテリア細胞と人間の脳神経細胞という異種生命体の細胞同士が、エクソソームを介して遺伝子レベルで相互作用をもたらしていると指摘されたわけです。

いわば人間という真核生物界と細菌という原核生物界の遺伝子レベルでの交絡です。

これを英語では、交絡＝Interact、（別な）界＝Kingdom で、略して InterKingdom.〈インターキングダム〉と称します。

常在菌だけではなく、ウイルスも真菌も古細胞も寄生虫も同様の現象を起こしている可能性があります。

また、食材も同様です。

なぜ我々は食で大きく健康状態が左右されるのか？

すべての食材となる生き物の細胞もエクソソームを放出することがわかっています。

そして、これまでの研究から、摂取する動物、植物のエクソソームも私たちの体内に入ることで、何らかの働きを起こしているのです。他の生物のエクソソームのマイクロRNAに書かれているメッセージが、食事を通じて生物種を超えて、多大なる影響をもたらしているわけです。

いよいよ科学からSFの世界に入り込んだ感覚です。

本書では、エクソソームが展開する新しい世界の近未来予想も記載していきます。

第2章

【エクソーム総論2】

エクソーム、その応用への道

医療を劇的に変える可能性

エクソソームは、あらゆる細胞から生み出されるエンドソーム由来の袋と、中身の総称です。袋の特異性を利用して、特定の細胞・組織にのみ届けることが可能です。

エクソソームの中身を他の薬効がある物質で入れ替え（コード）して、病巣、病気の部位にピンポイントで的確に薬を到達させることもできるのです。これを上手く利用すれば副作用のない夢の治療法になりえます。

たとえば単純骨折した患部の治療には通常3か月かかるところ、適正なエクソソームを使えば、治癒の期間を2分の1から3分の1に短縮することが可能になるかもしれません。

当院では、多数のアスリートが治療のために来院していますが、靭帯損傷には臍帯ウォートンジェリー幹細胞エクソソームを使用しています。

個人差はあるものの飛躍的に短期間で改善することがあります。なかには提供している我々が驚くほど、短期間に回復することがあるのです。治癒スピードだけでなく、その後のパフォーマンスの進化につながったケースもあります。臍帯ウォートンジェリー幹細胞エクソソーム治療は、創傷治癒を促進し、かつ機能を損傷以前より上げることさえあるのです。

昨今、世界中の分子生物学者がエクソソームの再生医療への応用に注目し、基礎研究をこなしています。同時に人臨床研究も日に日にエスカレートしており、エクソソームが再生医療を大きく変える日は決して遠くはない気がしています。

(再生医療とは、とかくシミやシワ取りなどの見た目の若返りなどの美容医療と思われがちですが、実際は、創傷治療、つまりケガをしたり、手術後の形態と機能回復を促進する医療です)。

1. 細胞組織の修復

ケガした部位や手術後、細胞にはかならず炎症が起こります。外傷後には、浮腫《むくみ》み、赤み、痛みが出ます。手術後も同様です。これを総称して「炎症《えんしょう》」と言います。

炎症は、実は体を修復するためには必要な第1ステップです。炎症が起こらなければ傷は治りません。

しかし、過度な炎症や遷延《せんえん》を起すと、身体にとっては有害です。とくに長期にわたる炎症は、老化やがん化の原因となり、身体にとっては諸刃の現象です。

良質なエクソソームは、この微妙なさじ加減を巧みにこなし、炎症をマイルドに抑え、創傷治療のスピードを速めることが可能です。我々は臍帯ウォートンジェリー幹細胞エクソソームを外科および歯科治療と併用するアプローチも開始していますが、臨床上、抗炎症作用に手応えを感じています。

また、二重瞼の埋没手術後の、むくみ（浮腫）、痛みを抑止し、ダウンタイムが半分以下に短縮されたと、美容クリニックからレポートも上がっています。

歯科医療機関でもインプラント治療と、歯周病治療時にエクソソーム局所注入を併用することで同様の可能性があります。

炎症には通常、抗炎症剤を用いますが、痛みを緩和するかわりに組織修復を遅らせます。

一方、エクソソームは、痛みを緩和する上に、組織を元通りに戻す修復機能が優れています。

オペ時のエクソソーム併用治療には、費用面の問題は残りますが、メリットは大きいと感じています。

臍帯ウォートンジェリーエクソソーム治療に関しては、まれに凝固因子の活性という問題が指摘されています。治療を開始する前と、治療中、定期的に凝固系因子の活性化がないかモニターすることは大事です。

エクソソーム治療前後のチェック項目

①凝固系活性 PT.APTT

②生理年齢評価

1．若返り蛋白質（クロトー蛋白）

2．若返り遺伝子活性（SIRT １）

3．テロメラーゼ活性及びテロメア長

③酸化、糖化、炎症

図1 エクソソームは メッセージ分子のカプセル

エクソソームの中のDNAは、ほとんどがゲノム由来の二本鎖DNAのようである。検出されたDNAの配列はゲノム全体に散らばっており、特に内包されやすいDNAの配列は発見されていない。脂質ラフトはスフィンゴ脂質とコレステロールに富む細胞膜上のドメイン機能タンパク質を集積し、膜を介するシグナル伝達などに重要な役割を果たす。

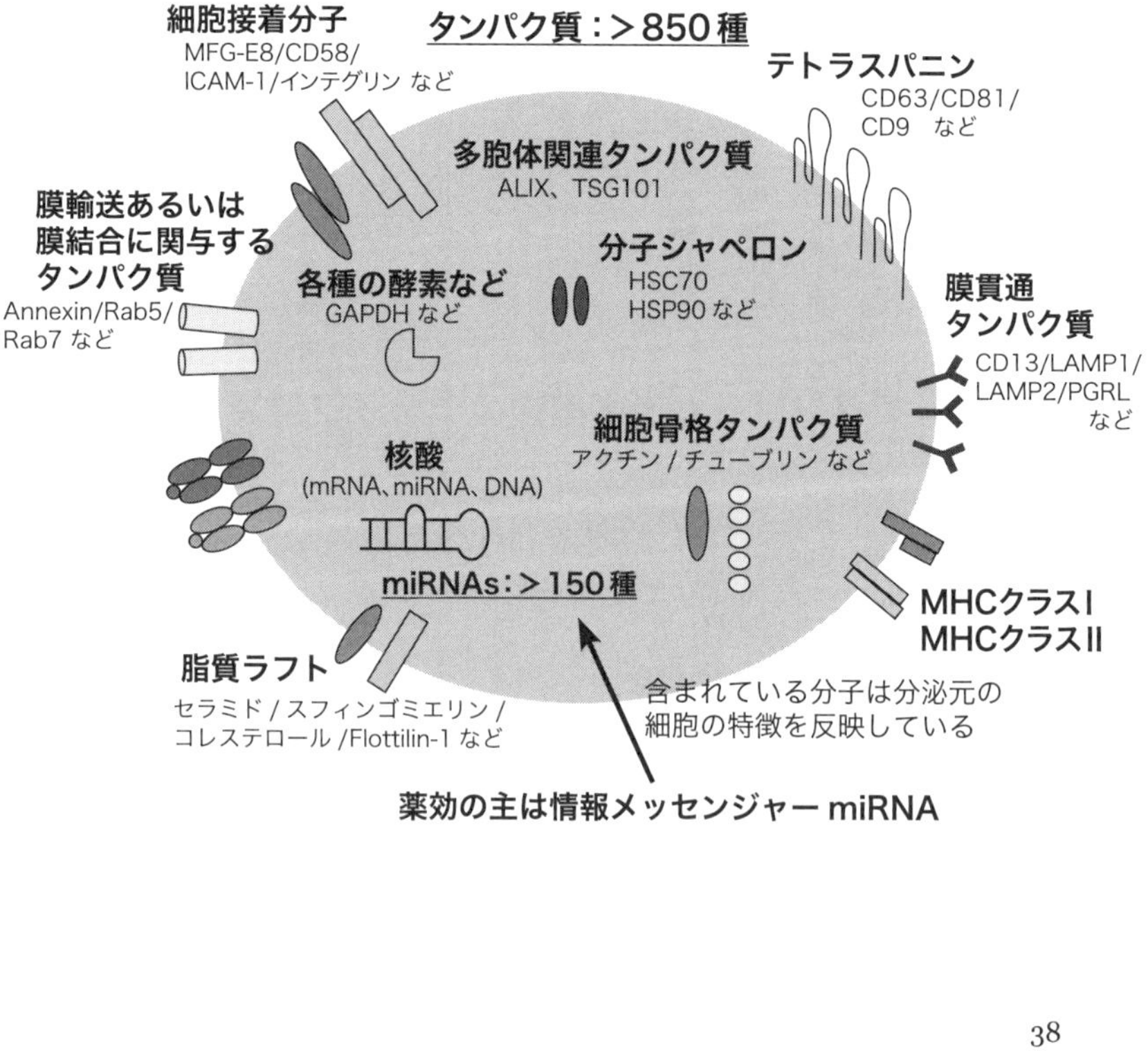

2. 腫瘤を作らず細胞を情報でコントロール

エクソソームの一個一個を拡大したものを見ていくと、エクソソームの膜の外側にいろいろな形をしたトゲがあります。この**トゲをリガンド**と称します。

このリガンドのおかげで、さまざまな細胞に飛んで行き細胞に接着することができるのです。そして、他の細胞に接着後、そのおかげで簡単に離れることがありません。

エクソソームにはそれぞれ固有のリガンドがあります。このリガンドの種類、形状がそれぞれのエクソソームの飛んでいく先を決めているのです（図1）。

つまり、各エクソソームのデリバリーの意思決定はリガンドが決めていると言えます。

さらに、細胞が老化したり、がんになりかけた細胞も、エクソソームの外側にあるリガンドが反応します。あたかも頭脳があるかの如く必要に応じて、このエクソソームの中身を細胞の中に注入するのです（図2）。

エクソソームの中にはタンパク質や、RNAやDNAといった多くの遺伝子がありますが、中心の役割は、マイクロRNAという「情報メッセンジャー」です。

このＲＮＡはタンパク質になることができません。

マイクロＲＮＡは他の細胞に情報を伝える遺伝子なのです。

再生医療に用いられる幹細胞自体は、タンパク質自体に分化するので、腫瘍《しゅりゅう》を作る可能性があります。一方のエクソソームには、その可能性がほぼありません。

安心安全という観点からもエクソソーム治療にはメリットがあります。

3. エクソソームの最大の特徴は血液脳関門の通過性

エクソソームには、身体の不具合を治す、救いの神となる存在もいますが、がんエクソソームをはじめ、問題を起こす悪の権化となるものもいます。つまり、エクソソームには「善玉エクソソーム」と「悪玉エクソソーム」が存在するのです。

たとえば、がん細胞が出したエクソソームが正常の細胞に注入されてしまうと、「がんの転移」という現象を起こします。悪玉の極みです。

分子生命科学技術の進化によって、エクソソームは中身の遺伝子やタンパク質をすべて細かく分析することができるようになっています。

遺伝子はNGS（次世代シークエンサー）での解析、タンパク質はプロテオーム解析です。このチェックで、もし体に有害な素材があれば選択的に除外することも可能です。

エクソソームは、膜の外にあるいろいろな形のリガンドのおかげで、細胞に刺さり足場を作ります。そして、細胞の中に入り込んで、マイクロRNAを送り込むのです。

図2 エクソソームの細胞通過機序

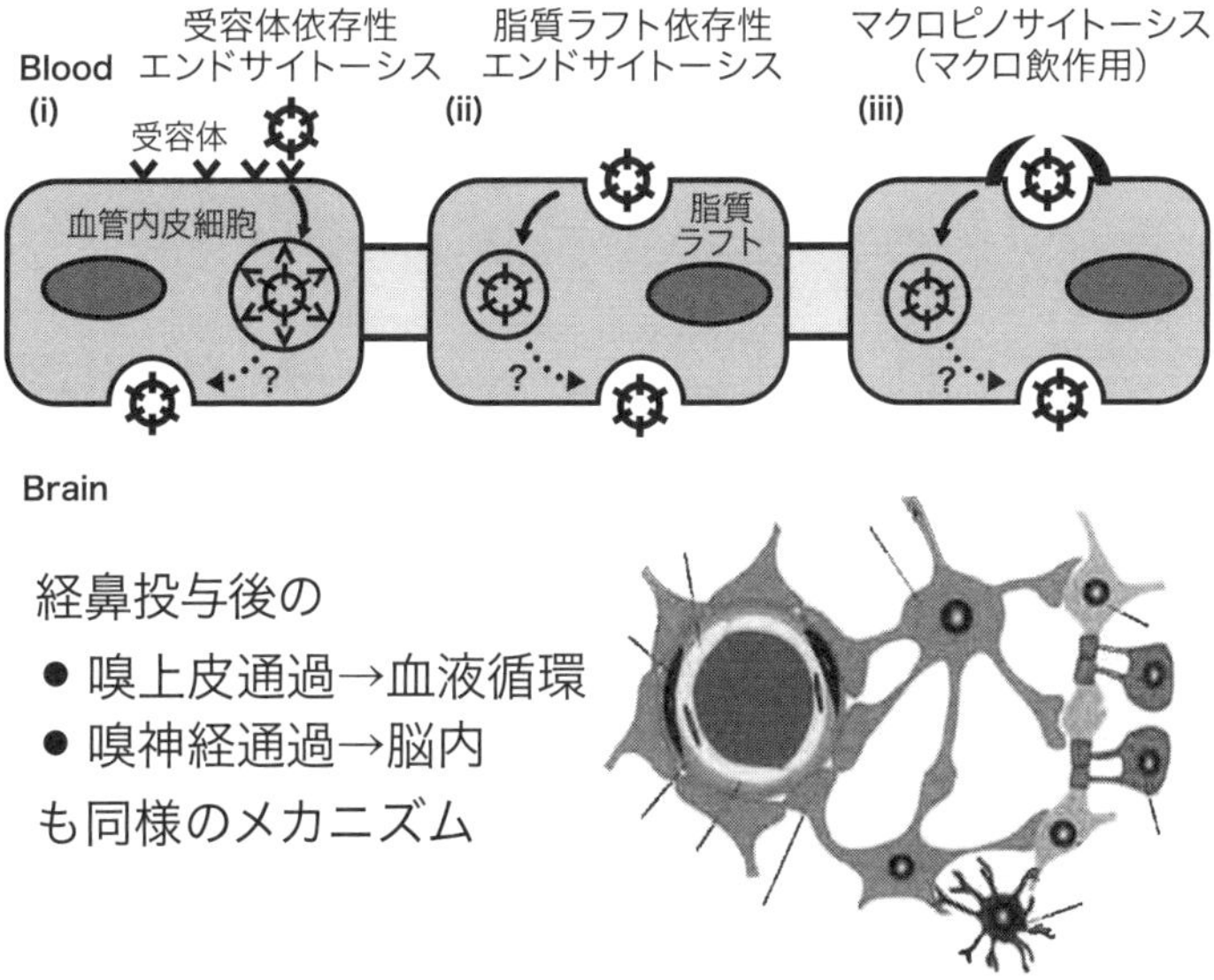

たとえば、臍帯ウォートンジェリーエクソソームは、老化細胞が大好きです。消化管、血管、鼻腔から体内に入り込んだ臍帯ウォートンジェリーエクソソームは、老化細胞に飛んでいきます。そして老化細胞にリガンドを使って接着します。

次に、トランスサイトーシスという機序で、細胞内に入り込み、老化細胞内の老化因子を一掃します。その後、エクソソームは細胞をすり抜けます。次なる老化した細胞に入り込む、これを延々と繰り返すわけです。

鼻から物質を吸入すると「フィルター」が障壁となり、かなり小さい分子量の物質以外は脳に入り込めません。

このフィルターのことを「血液脳関門（Blood Brain Barrier, ＢＢＢ）と呼びます。

エクソソーム治療に期待がかかる疾患のひとつが認知症です。その理由は、ある種のエクソソームがＢＢＢを通過することが可能だからです。鼻から吸入すると、嗅上皮または臭いを感じる神経細胞である嗅神経からＢＢＢを貫通し、脳神経に入り込めるのです。

このようにエクソソームは、聖域だった脳にまで、かつてない恩恵をもたらしそうです。

脳出血、梗塞後のリハビリ、パーキンソン病、自閉症、ＡＤＨＤ、アスペルガー、学習障害などの中枢神経のトラブルがエクソソームで治せるようになる時期が近いかもしれません。

鼻から吸ったエクソソームが脳に、静脈からは、肝臓、脾臓など内臓へ。皮膚からはダイレクトに表皮、真皮、皮下組織に影響を与えます。

これを利用し、抗炎症作用のあるエクソソームの吸収経路を選別することで、狙った部位の炎症を鎮めることができるのです。

4．幹細胞エクソソームの腸内環境への影響

幹細胞エクソソームの内服で最も有効なのはＩＢＤ（炎症性腸疾患）のうちでも潰瘍性大腸炎です。我々の医療グループでも、ＩＢＤのエクソソーム治療は約８００症例をこなしています。

そして、約6か月間の治療で、症状寛解《かんかい》率（ＶＡＳスケールにて10から3以下）95パーセントと、驚くべき結果が出ています。

具体的には、患者さんの便中バクテリアの構成を遺伝子レベルで解析します。そして、

データベースをもとに、どのように治療を進めていくかの方針が固まります。

その後、ネクストセックというNGS分析を実施します。10万人以上のデータベースを拠りどころに、各患者さんに適した腸内環境の改善方法が判明するのです。

腸内環境が改善されると、腸内常在バクテリアから放出されるエクソソームの質が大きく変わります。

6か月かけて腸内環境を改善することで、全身を巡るバクテリア・エクソソームの質が一新されるのです。長年つらかった下痢、腹痛、お腹の張り、ガスだまり、おならなどといった諸症状だけでなく、中枢神経機能や他の臓器にまでプラスの影響は及びます。

過去、約10年間の臨床で潰瘍性大腸炎、クローン病、過敏性腸症候群、さらにうつ病、不安症、冷え、倦怠感にまで劇的な改善例が出ています。これらは腸内細菌から遊離するバクテリア・エクソソームの質の向上によるものと思われます。

5. がんエクソソーム

ある種のエクソソームはがん細胞に取り込まれ、がん細胞の中で放出されたエクソソームのマイクロRNAは、がん遺伝子のタンパク質への翻訳を抑制します。

エクソソームはさまざまな免疫関連分子を含んでいて、これらの分子を介して免疫機能をコントロールすることがわかっています。

さらに、がんができ始めると、通常、がんの抗原（がん情報）が樹状細胞に伝わり、キラーT細胞を刺激し、がん細胞を攻撃します。がん形成を抑制して、むやみやたらにがんができないようにする生体の反応です。

ところが、一端バランスが崩れると、がん細胞から放出される、がんエクソソームががん情報の樹状細胞のルートを止めてしまいます。これによって、がんは一気に進行します。がんが進行し、悪液質が出現すると、さらに樹状細胞自体の活性を落とし、負のループが完成します。ここにもエクソソームが関わっているのです。

ところで、がん免疫療法は、患者さんの身体から採取した免疫細胞を体外で人工的に活性化して培養します。増えた免疫細胞を体内に戻すことで免疫細胞から出たエクソソームが、がん細胞のエクソソームに対抗し、がんの進行を止めるという仮説が立てられています。

このように活性化した免疫細胞を体に戻すと、エクソソームの力でがんを攻撃するという意味での免疫力のアップが期待できます。また、機能が低下していた肝臓や腎臓にも作用し、臓器や組織の機能が回復します。それらもすべてエクソソームが駆動力になっている可能性があるのです。

免疫細胞エクソソームは、がん細胞を根本から排除する高いポテンシャル、さらにがん細胞に占領され機能を落とした組織・臓器の修復にも期待がかかります。

がんの転移も、がんを一掃する薬物がなかなかできない理由も、がんが放出するエクソソームだったわけです。「目には目を」ではありませんが、がんエクソソームを撃退するのは、またエクソソームと言えそうです。

6. コロナ感染症にもエクソソームが関与

コロナウイルスは、変異し続けて感染の波を続けています。

コロナウイルスが第2類から、インフルエンザと同等の第5類に分類されましたが、コロナウイルスが人体に及ぼす長期的な影響については、明確にわかっているわけではなく安心はできません。

コロナはただの風邪ではありません。とくに怖いのは後遺症です。

コロナウイルスに一度でも感染すると、細胞の寿命を規定している「テロメア」が短縮します。そして、平均して約2〜3年は縮まるとする論文が公開されています。

人間の遺伝子は長いらせんのヒモ状のものですが、そのシッポには「テロメア」があります。**細胞分裂するたびに「テロメア」は短くなり、老化の目安となっています。**「テロメア」が縮むと、細胞と同時に個体レベルでの寿命も縮むのです。

この「テロメア」の短縮は、コロナウイルスのエクソソームが関与していることがわかり始めました。

さらにコロナウイルスに感染すると、認知機能、集中力が落ちることがありますが、これにもコロナウイルスが出すエクソソームが関与していることが指摘されています。

つまり、コロナ感染による老化、寿命の短縮や認知機能低下は、コロナウイルスが放出するエクソソームが源泉かもしれないのです。

試験管の中での基礎実験で、複数の植物エクソソームの抗炎症作用が論文上、あげられています。我々が研究テーマにしている宮古島産の**モリンガ**や**アロエ**には、**強い抗炎症効果**があり、これらの植物エクソソームが**コロナ後遺症に対して薬効を発揮してくれることを期待**しています。

7. 過敏性腸症候群の腸粘膜修復に有効なエクソソーム

過敏性腸症候群（ＩＢＳ）は、迷走神経のバランスが崩れて便秘、下痢、ガス漏れ等々の症状を出す病態です。

同様の症状が出るクローン病、潰瘍性大腸炎、虚血性大腸炎などが否定されて、はじめて除外診断であり、病態の詳細はよくわかっていないのです。

ここにきて、過敏性腸症候群に罹患している方の血液中のエクソソームの中にｍＲＮＡ１４８ｂ‐３Ｐという遺伝子が健常人に比べて圧倒的に多いことが発表されています。

また、この遺伝子が増えるとＡＴＧ14というタンパク質が減ります。

そして、このタンパク質が減る現象を止めてくれる天然素材の物質が存在します。それはアピゲニンという物質です。天然フラボノイドの一種ですが、非常に抗炎症作用の強いタンパク質です。

これを使って、ＡＴＧ14遺伝子タンパク質の低下を元に戻すことができるのです。

すると血液中のエクソソームに大きな変化が出ることがわかっています。

難しい話になりましたが、少しお付き合いください。

このＡＴＧ14が減ってしまうと、オートファジー、つまり体の中に溜まっている毒素を自ら抜く細胞レベルの活性が落ちます。これは、老化の原因です。

このように過敏性腸症候群は体内でエクソソームレベルでの違いを生じ、ひいては遺伝子に働きかけ、便秘や下痢、ガスもれだけでなく、老化を誘導するのです。

これらの逆手をとって、エクソソームを用いてＡＴＧ14を増やし、過敏性腸症候群を改善し、そしてアンチエイジングにつなげる道が見えてきています。長年、原因不明のＩＢ

Sに苦しめられている方の主原因は、腸内フローラから放出されるエクソソーム中の遺伝子だったわけです。

適正なバクテリアフローラの移植で腸内フローラエクソソームが改善し、ATG14遺伝子の数が増えると、消化器症状の改善だけでなく、短縮しかけていた寿命を戻せる可能性さえあるのです。

我々の医療機関では、過敏性腸症候群で苦しむ方々のエクソソームレベルでの治療実績を積み上げています。

8. 保存性の高いエクソソーム

エクソソームの活用で、ドラッグデリバリーに治療成果を上げる可能性が高まっています。

エクソソームは、細胞の中のエンドソームという細胞膜の外側から、小さな小胞を形成します。

このエンドソーム由来の膜の性状からエクソソームの性質が変化します。

たとえば、調理された豚肉由来のエクソソームの性状を調べた論文は極めて興味深いものです。

野菜系のエクソソームとミルクのエクソソームは、加熱処理をすると殻が壊れて中身の遺伝子構成が変性を起こして使用不可になります。

ところが豚肉由来のエクソソームは、加熱処理した後に取り出しても、中の活性が残っているのです。

エクソソームの採取後、加熱処理をしても4種類の共通したマイクロRNAが検出されます。さらに焼きすぎた豚肉エクソソーム中のマイクロRNAは、耐糖能異常、つまり糖尿病の初期の段階を作りやすい傾向があるのです。

また、肝臓に含まれる脂肪の量が増える、つまり脂肪肝を引き起こします。これらは加熱処理され、こげた豚肉由来のエクソソームの特徴です。

つまり、焼きすぎてこげた豚肉エクソソームは、体に対して有害な働きが強いことがわかっています。

豚肉由来のエクソソームは、過度に加熱しても破壊されない。しかし、中身のエクソソームにマイナスの影響を与える。

それに比べて、植物由来のエクソソームは、酸処理や加熱処理で容易に壊れてしまう特性を持っているのです。

本論文が対象にした豚肉エクソソームは、中身の薬効はマイナスでしたが、膜安定性という強みがあります。中身をさまざまな薬効のある物質を入れ込めば、膜の強靭さから、保存性の高い薬品ができあがるはずです。

エクソソームはまさに使い方によっては、人類に対して多大なる恩恵をもたらしてくれそうです。

我々が目指しているのは、生産コストが安価な植物由来エクソソームの創薬です。そこで一つ立ちはだかる大きな壁は、エクソソームの製造過程に左右されない均一性と安全性です。

この安全性には完成品の長期保存という問題も含まれます。我々は東京大学医科学研究所の元教授である髙橋先生のお力をお借りして、エクソソームの薬効を長期間維持する保存方法を検討しています。そして、保存液にオリジナルの成分を加えることにより、薬効を維持できる長期保存の完成に一歩近づいています。

第3章

【エクソソーム各論】

あらゆる生物から産出される有益なエクソソーム

エクソソームの種類

さて、第一章、第二章は、医学上の大発見であるエクソソームとは何かということ、発見からどのように研究が進み、エクソソームに新たな可能性を見出したのかを概観してきました。

ここからは、エクソソームの将来性にスポットを当てて各論を展観していきます。

我々は約8年前からエクソソームに注目し、とくに植物エクソソームを対象とし、東京大学分子生命科学研究所とタッグを組み研究を重ねています。また、2023年8月からは順天堂大学医学部に講座を開設し、漢方エクソソームの研究を開始しています。

さらに羽田空港国際線の近くにある〝バイオキングダム〟と命名したラボでは、バクテリア・エクソソームと、幹細胞エクソソーム、そして常在菌の悪玉のみを緻密に潰すエクソソームワクチンの研究開発を進めています。

それぞれに関して詳述してまいります。

幹細胞エクソソーム

数ある幹細胞エクソソームの中でも、「臍帯幹細胞《さいたいかんさいぼう》」、赤ちゃんが生まれたときに切り取られる臍帯の幹細胞から抽出した「臍帯ウォートンジェリー幹細胞エクソソーム」を、我々は深堀しています。このエクソソームは各種疾患の改善やアンチエイジング効果が高いことが複数の論文で証明されています。

幹細胞とは、さまざまな細胞に分化できるニュートラルな細胞のことですが、現在、幹細胞は再生医療新法に基づき医療目的に使われています。

脂肪や、抜去歯《ばっきょし》の中にある、とくに乳歯冠歯髄幹細胞《にゅうしかんしずいかんさいぼう》、さらに歯肉からそれぞれ幹細胞を取り出し、培養すると培養上清液《ばいようじょうせいえき》が産出されます。

培養上清液中にはサイトカインやケモカイン、増殖因子、エクソソームなどと液性因子が含有されています。

至適《してき》濃度（適した濃度）のエクソソームが入っている培養上清液を体の中に戻すことによって、組織の修復や、免疫調整、抗炎症作用が確認されています。

その効能や効果が多数の論文で謳われていますが、臍帯幹細胞エクソソームに関する論文数は２６０本を超えています。

WJ由来エクソソームの品質をチェックするナノサイト測定

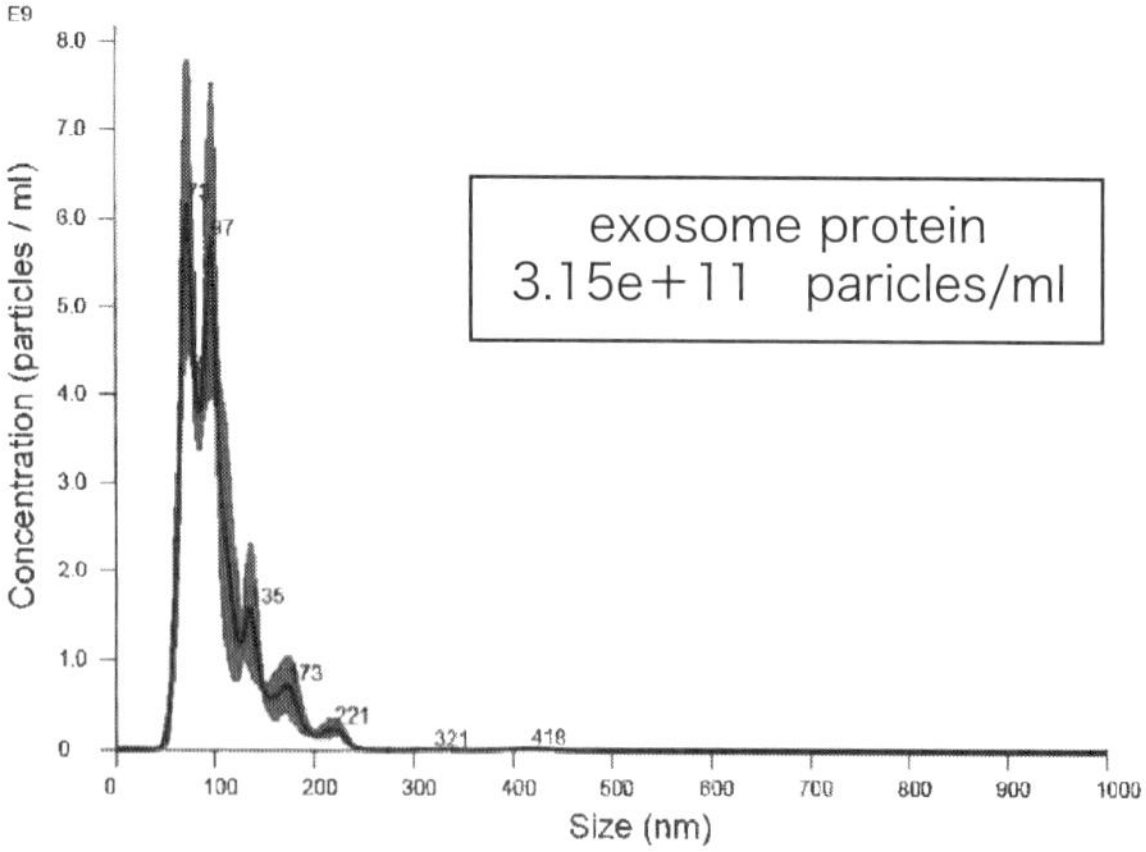

80～120nm付近にてピークが出ていることから、WJ由来エクソソームを分取していることがわかる

その中には、難病中の難病と言われる「多発性硬化症《たはつせいこうかしょう》」への有効性を示す論文もあります。

古典的治療では、多発性硬化症に対して効果的な治療法は極めて少ないのが現状です。我々は現時点において、若返り医療に本エクソソームを利用しています。そして近々、「多発性硬化症」をはじめ、自己免疫疾患治療を開始すべく準備を粛々と進めているところです。

「WJ＝ウォートンジェリー」は、臍帯幹細胞の中でも一番若々しく良質な幹細胞を含む組織で、赤ちゃんの臍《へそ》の緒から採取できます。

臍の緒の動脈と静脈の周りにあるプチプチ成分を指しています。

この中に赤ちゃんを健やかに育てるための幹細胞が豊富に含まれているのです。

「ウォートンジェリー」から取れた幹細胞を培養したときに出されるエクソソームが「臍帯WJ・エクソソーム」と呼ばれ、健康づくりや若返りに有効な遺伝子（マイクロRNA）が含まれているのです。

「ウォートンジェリー・エクソソーム」の優れた能力の一つは、細胞増殖を早めることです。

さらに、炎症を止める働きが強いのも特徴です。

また、創傷部位の修復作用が強いケモカインなどの物質が、エクソソーム中に多いこともわかっています。

加えて、若返りにつながる成長因子、増殖因子も産生しますが、とくに皮膚を若返らせるＦＧＦ１‐２、脳神経を元気にさせるＮＧＦとＢＤＮＦが包含されています。

酸化ストレスから神経細胞を保護する効果が高いこと、さらに神経細胞機能の低下を予防することがわかっています。

また神経突起を伸ばす活性が高く、脳出血、脳溢血、脳梗塞で損傷を受けた脳神経を再生させる能力を向上させます。

損傷した部位の血管新生を早め、動物実験レベルでは、生体に有害な物質（細胞外マトリクス）を産生することはほとんどありません。いわばメリットづくしです。

「臍帯ウォートンジェリー」からの幹細胞エクソソームについての論文の数が、２０２２年10月までに２６０本公表されています。

２０２１年から中国では、臍帯ＷＪ幹細胞エクソソームのヒト臨床研究が進んでいます。

注目すべきは、打つ手のないとされていたコロナの後遺症に対して、有効性を示すエビデンスが公開されたことです。

その他、脂肪、骨髄、歯肉、月経血などの幹細胞エクソソームの各種疾患に対しての有効性を示す論文が多々出ています。抗炎症作用の強さにおいては、なかでも臍帯ＷＪ幹細胞エクソソームが抜きん出た能力を有しているのです。

これは第四章で詳しく説明します。

植物エクソソーム

植物エクソソームは、私たちが粛々と研究しているメインテーマです。

現在、とくに5つの植物に力を入れています。それは「**アロエベラ**」「**モリンガ**」「**月桃**」「**ショウガ**」「**ウコン**」。

この5つの植物は抗炎症作用が極めて強く、それぞれに特徴的効能効果があり、将来的には病態別の使い分けをねらっています。

もっとも有望なのがショウガのエクソソームです。初期認知症、歯槽膿漏と過敏性腸症候群改善効果のエビデンスが存在します。

植物エクソソームはそれぞれ特徴が大きく異なります。ショウガエクソソームは安定性に優れ、胃酸でも破壊されることなく腸に到達します。そして、炎症性腸関連疾患に有効性を発揮します。

また、基礎実験からは、膠原病と自己免疫疾患の改善に期待がかかります。

さらに膠原病では、リウマチ、SLE。自己免疫疾患では、多発性硬化症、潰瘍性大腸炎、クローン病、掌蹠膿疱症です。

植物エクソソームは幹細胞エクソソームと比較し次の2つのメリットがあります。

ひとつは、培養する必要がなく、エクソソームを単位体積あたり大量に採取できること。

ふたつ目は、商品化した場合に圧倒的に安価になることです。

次にアロエベラ・エクソソームは、皮膚のトラブル改善に適しています。とくに湿疹、蕁麻疹《じんましん》、ニキビ、ニキビの跡、アトピー性皮膚炎に対して有効性がありそうです。

また、ヒアルロン酸、コラーゲンの誘導能力があり、すでに美肌化粧品にも用いられています。

月桃エクソソームとウコン・エクソソームには、成分分析での効果が数々判明しており、さまざまな薬効を有した万能薬になるのでは？　と期待が高まっています（第5章で詳述）。

漢方エクソソーム

漢方医学では、患者さんの脈診、舌の形状、腹診から証（体質のみたて）を立てます。

漢方薬選定には、治療者の感性が問われるため、西洋医学のように再現性がとりにくく、経験を積んだ専門家でないと正しい処方ができません。

一方、漢方エクソソームには、初学者でも再現性をもって処方できるメリットがあります。

薬物選定には、ネットワーク薬理学をベースにコンピューターで割り出され、再現性を担保できるシステムとなる見込みです。

漢方エクソソームは内服後、一部は胃で、残りは腸で吸収され、細胞にトランスサイトーシスという機序で取り込まれ、遺伝子レベルで細胞に絡みます。そして、エクソソーム中の情報遺伝子が主として多大なる影響を与えるのです。

ところで、安全で安定したエクソソームを生み出す「カルス培養」という特殊な方法で植物を発酵抽出する方法が開発されています。この方法を採用することで、生の植物の遺伝子より良質で安定して同じ遺伝子（miＲＮＡ）を含むエクソソームが採取可能となることを期待しています。ＮＧＳ解析（次世代シーケンス解析）でエクソソームの中の遺伝子をくまなく調べると、どのようなメカニズムで有効性を発揮するか予見できます。

漢方薬は、今までは成分だけが注目されていました。しかし成分とは別に、漢方エクソソームが、遺伝子（miRNA）レベルで作用している可能性が高いのです。

植物エクソソームに含有されている遺伝子はヒト遺伝子と20〜30パーセント程度のみ共通です。その共通遺伝子から薬効を推し量ることが可能です。さらにネットワーク薬理学を使ったコンピューター・シミュレーションで身体への効果を推測します。

コロナ感染を契機にして腸内環境が乱れ、さまざまな症状を起こすことがあります。これがPASC（コロナ後遺症）の主因と言われはじめています。

ある種の漢方エクソソームには、腸内フローラのバランスをとる働きが明らかにされています。腸内フローラのディスバイオーシスは、万病のもとといえますが、これを理詰めで解決できる漢方エクソソームには万能薬のポテンシャルがあります。

ヤギミルク・エクソソーム

宮古島では牛乳の次に食用として消費量の多いミルクは、ヤギミルク（通称ピンザミルク）です。

宮古島は、亜熱帯の気候風土に位置するため、植物の種類が豊富で「植物エクソソーム」の研究に便利であるとともに、ヤギが多く飼育されており、ヤギミルクは容易に入手可能です。薬効の高い植物を食べまくっているヤギから産生されるミルクには宮古島の植物エクソソームが反映されていると推測できます。

ヤギミルク・エクソソームでとくに注目すべきは、**ドラッグデリバリー**ですが、これはがん細胞へ特異的に運ばれる点がきわめてユニークです。

ヤギミルク・エクソソームに限らず、エクソソームの袋（小胞体の殻）は、特異的に向かう先が決まっていて、あたかも意思があるかのような振る舞いをするのです。その理由は、袋に突出しているリガンドの形態にあることがわかっています。

この特徴を活かせば、エクソソームの中身を届けたい適切な細胞にだけ届けることができるのです。

薬効のみで副作用のない夢の「ドラッグデリバリー」が可能になるかもしれません。

また、ヤギミルク・エクソソームは、熱と圧力に強い特徴があります。さらに、多くの内容物を詰めることができる強靭な袋を有するという特徴もあります。

がんにだけ飛んでいくヤギミルク・エクソソームの袋に、質の高い抗がん剤を大量に詰め込むがん治療には大きな期待がかかります。

ところで、リンパ液に入ったがん細胞は厄介で、抗がん剤は分子量の関係でリンパ管の中に入り込んでがん細胞を潰すことができません。これが転移したがんが抗がん剤でたたきにくい理由です。ところが、ヤギミルク・エクソソームの袋を用いて、中に抗がん剤を入れ込むと、血液の中だけでなく、リンパ液の中にまで浸入できるのです。

将来、ヤギミルク・エクソソームによる夢のがん治療が始まるかもしれません。

第4章

【エクソソーム詳説1】

幹細胞エクソソームのパラレルワールド

幹細胞エクソソームの臨床応用

あらゆる細胞からエクソソームは放出されています。

そして、エクソソームには生体にとって「善玉」と「悪玉」が存在します。

明確なのは、正常細胞からは有益なエクソソームが採取でき、病的細胞からは身体に有害なエクソソームが採取されることです。

正常細胞の中でも最も上質なエクソソームを分泌するのは、健康な赤ちゃん由来の細胞です。

人間の中で最も若い細胞は、産まれた瞬間の赤ちゃんの細胞であることは自明です。

そして、この世に誕生したばかりの赤ちゃんの細胞と同一の質を有するのが臍帯由来の細胞です。

臍帯は出産後には破棄されていますが、この医療廃棄物を活かしてエクソソームを採取し、難病や術後の回復に役立てようとする研究が国内外で始まっています。

骨にも神経にも脂肪にも分化できる細胞のことを「幹細胞」と称しますが、幹細胞の中でも高い「**分化能**」を有しているものが、生体に有益なエクソソームを産生することがわかっています。

分化能が高い幹細胞は、組織の修復、抗炎症、抗酸化作用、つまり抗老化作用が強いのです。従って健康寿命を延ばすことも理論上可能です。

その幹細胞には、**臍帯血幹細胞、臍帯WJ幹細胞、骨髄《こつずい》幹細胞、脂肪幹細胞、乳歯歯髄《にゅうししずい》幹細胞**など、さまざまな種類が存在します。

なかでも臍帯由来幹細胞は、最も高い分化能を示します。

【IPS、ES細胞と体性幹細胞との違い】

幹細胞とは、さまざまな細胞に分化する多分化能力を持ち、強い増殖能を有する細胞、と定義されています。

人工的に作られ、多分化能の最も強い細胞がノーベル医学賞を受賞したことで有名になったIPS細胞です。また、受精卵から作られるES細胞（胚性幹細胞）にも同様の特徴があります。

ＩＰＳ細胞は、４つの遺伝子（山中因子）を抜くことで、体細胞の成熟しきった細胞を孫返りさせます（受精卵レベルまで幼若な細胞にまで孫返りさせたもの）。

しかしＩＰＳ細胞は、残念なことに「がん化」というリスクは拭いきれていません。

また、ＥＳ細胞は、人工的につくった受精卵がリソースの万能幹細胞です。成熟した際に人になる受精卵から作るという観点から倫理的な問題が残されています。

現在のところ、ＥＳ細胞もＩＰＳ細胞も、臨床に使えるレベルにはなく、それぞれの理由で臨床応用のめどがいまだ一部にしか立っていません。

一方、安全面から主に用いられるのが体細胞由来幹細胞です。副作用が少なく、老化だけでなく多種多様な疾患に有効性を発揮することが期待されています。

分化能の検討

凍結保存してあるWJ-MSCを解凍し、フラスコで培養してからそれぞれの分化に適した濃度で播種した。脂肪細胞と骨芽細胞への分化には、80% confluentで播種し、7～10日間培養して、固定した。

脂肪細胞への分化

Oil Red Oで染色した結果を以下に示した。脂肪細胞への分化は非常に少ないが、前回も同様であったため、問題ないと判断した。

骨芽細胞への分化

Alizarin Red染色した結果を以下に示した。分化効率は非常に良かった。これも前回同様の結果であった。

1）脂肪細胞への分化（Oil Red O染色）

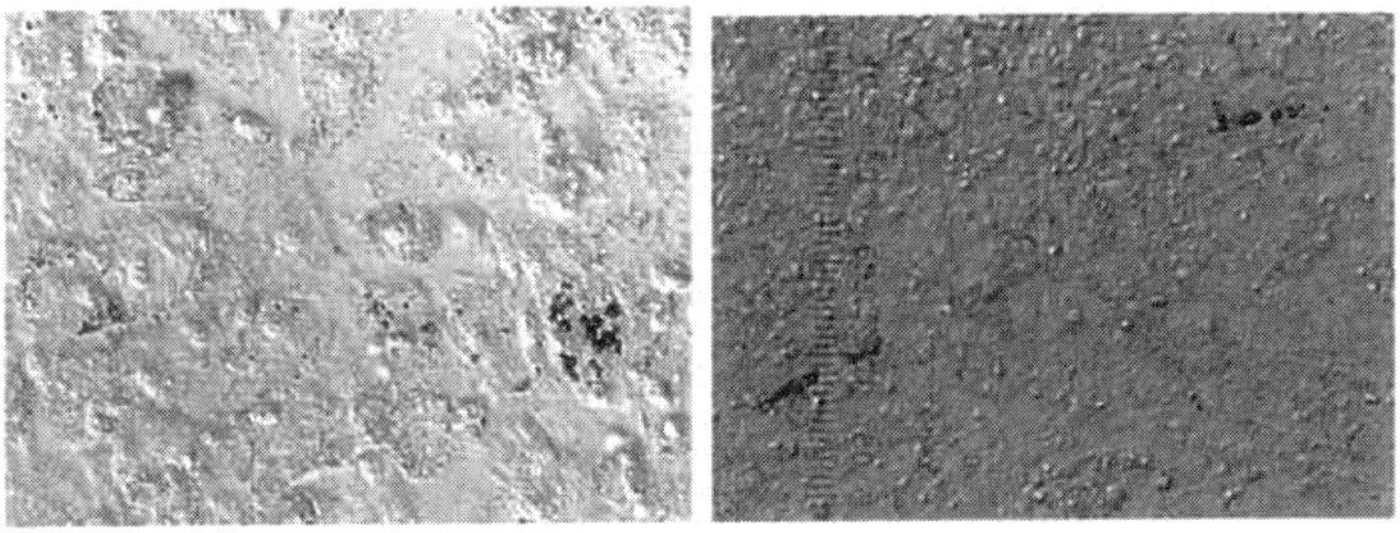

2）骨芽細胞への分化（Alizarin Red染色）

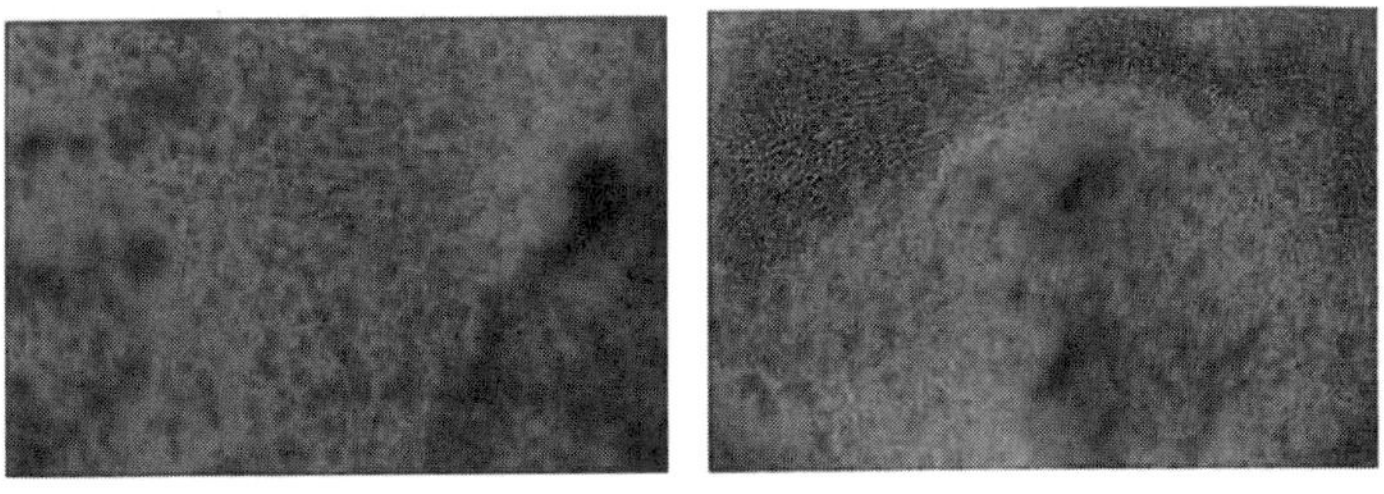

軟骨細胞への分化

2～3×10 7 cells/mLの濃度の細胞懸濁液をwellにスポットし、一定時間後に軟骨細胞分化誘導培地を加え、2～3週間培養した。固定後にAlizarin Blueに染色された。

神経細胞への分化

神経細胞分化誘導培地で5×10 3 cells/mLに調整して播種し、数日培養した。突起の伸長が最大のときに固定して、βⅢ-tubilin蛍光抗体で染色した（下図)。突起が少なく、短いが蛍光染色されている。

3）軟骨細胞への分化（Alizarin Blue染色)

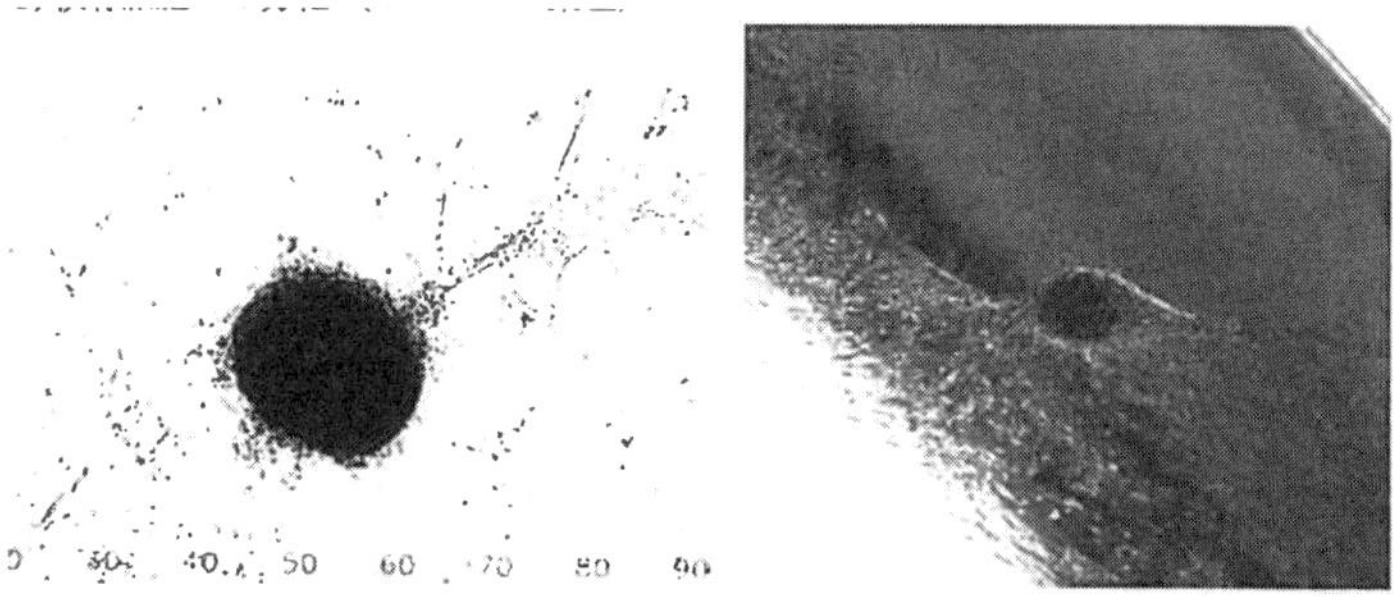

4）神経細胞への分化（βⅢ-tubilin蛍光抗体)

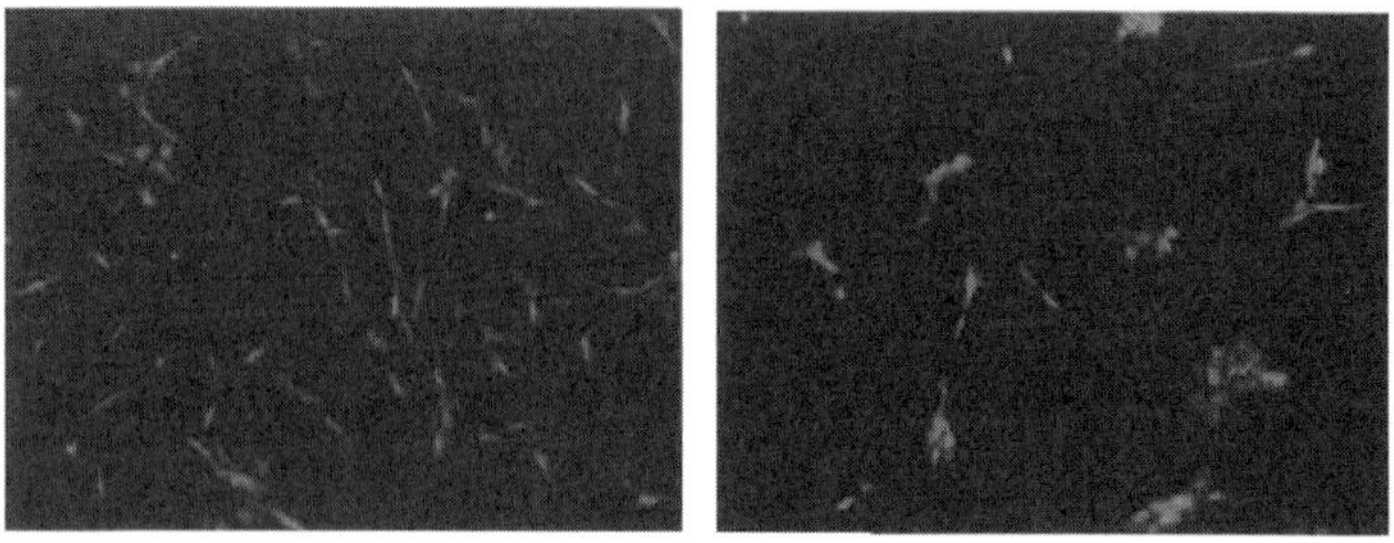

老化を促す幹細胞エクソソーム

現在、インバウンド医療ツーリズムでの一番人気は、自己脂肪由来幹細胞治療です。この治療は、1回に1・5億個、12回1セットで、高いところでは4000万円以上で治療が行われています。

しかし、残念ながら現状の自己脂肪幹細胞治療の問題点は、以下の通り多々あります。

・継代を繰り返し、劣化し、老化因子を多く含む幹細胞を大量に点滴で入れ込む（効果が無いうえに、劣化や有害事象がありうる。かつ非常に高額）
・元来40歳以上の方からの幹細胞には、SASP（老化因子）が多く、若返りとは真逆の老化促進治療になっている可能性がある
・治療前後のアンチエイジング効果の判定がされていない
・幹細胞の成分分析が正確にされていない

幹細胞エクソソーム中の内容成分は18歳以上の方から採取したそれには、ＳＡＳＰという老化因子が含まれています。

ＳＡＳＰは、細胞老化関連分泌現象をいいます。当然、年配の方の自己幹細胞には、多くのＳＡＳＰが含まれています。したがって治療効果は、アンチエイジングどころか、逆に老化を促進してしまうことになる可能性があります。

とくに50歳以上の方の自己幹細胞移植では、アンチエイジング効果よりも、エイジング効果（加齢促進）が勝ってしまう可能性さえあるのです。

「幹細胞治療を受けたら必ず若返る」という妄信は禁物です。

皮肉にも、高額支払って、逆に老化するかもしれません。

一方、臍帯ウォートンジェリーエクソソームは、世に誕生している人間の中で最も若い生まれたての赤ちゃんのヘソの緒から採取した幹細胞エクソソームです（現在、幹細胞培養時に各種手法が検討されています。我々が運営する羽田バイオキングダム・ラボでは、ＳＡＳＰを除去するプレコンディショニング法を採用しています。この方法を採用すれば、50歳以上の方から採取した自己幹細胞にも十分な薬効が期待できます）。

したがってエクソソームの中の情報源であるマイクロＲＮＡも、若返りにつながる情報メッセージが書き込まれています。また、内蔵された成長因子やタンパク質にも、若返り効果が期待できます。

また、幹細胞には核がありますが、エクソソームには核がありません。核があるが故のデメリットは増殖の暴走です。現時点においては、幹細胞増殖の完璧なコントロールはできません。

そこで核のある幹細胞を取り除き、人体にとって適度な濃度のエクソソームを含有した培養上清液〈遺伝子タンパク質、サイトカイン、ケモカインを含み、さらに有益なエクソソーム（マイクロＲＮＡ）を含有〉の利用を選択するのも一つの手です。

我々の施設では、超遠心分離器やＴＦＦなどでエクソソームを分離、採取して、厳密なマイセブ２０１８基準で精査と分析をしています。安全安心なアンチエイジングや難病治療を行うことにリスクが伴うことは許されません。

繰り返しですが、最も大事なことは、エクソソームが「マイセブ２０１８」基準をクリアし、安全性と有効性を担保していることです。

臍帯WJ幹細胞EVs
(エクソソーム)について

臍帯 WJ 幹細胞サイトカインの採取及び確認方法

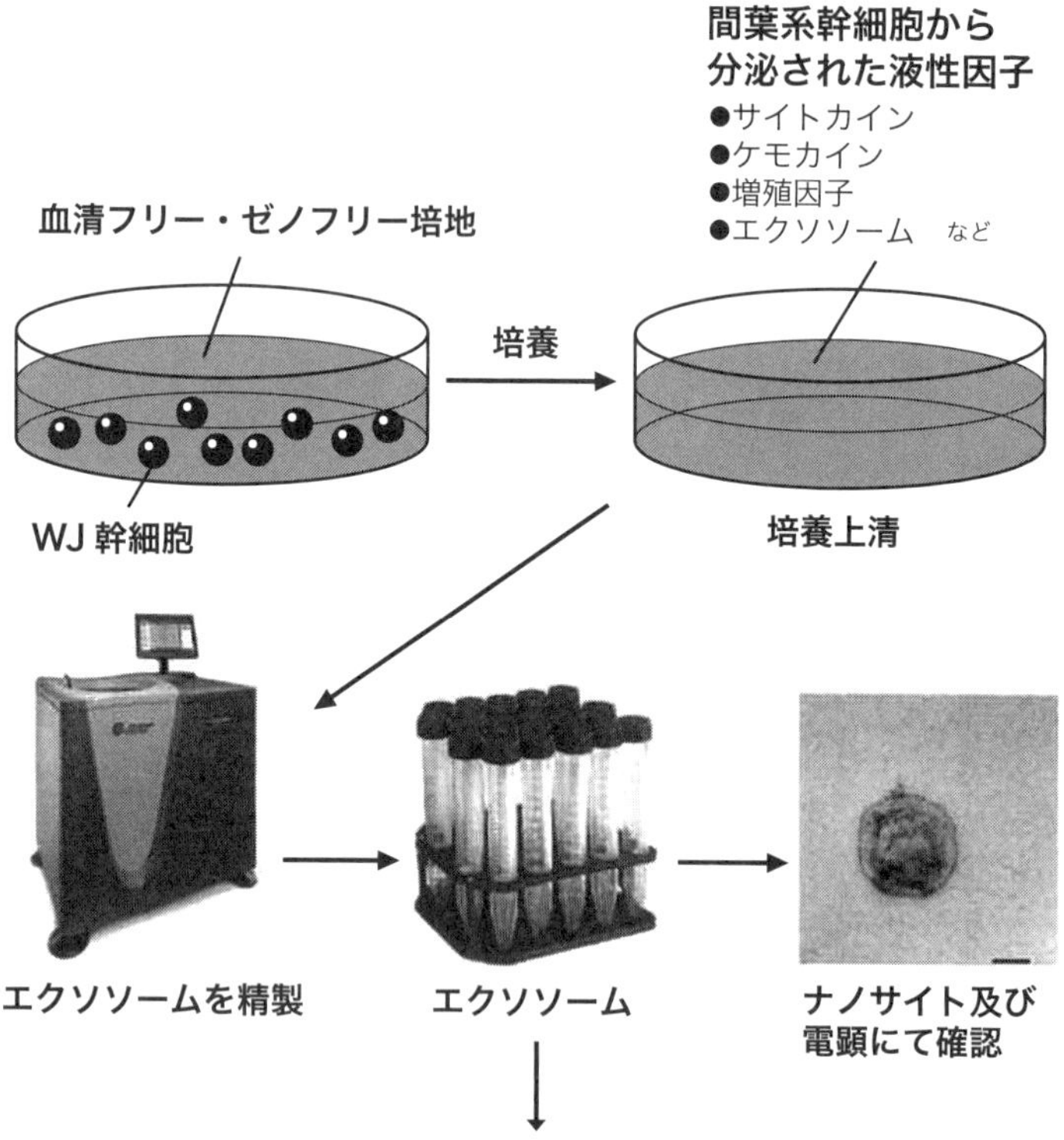

上清投与(ヒト)

骨老化防止、皮膚再生、毛髪再生、創傷治癒、免疫バランス効果
ほか多数効果

幹細胞エクソソームに欠かせないサプリメント

幹細胞培養には多種多様な方法があります。

製造の肝は、幹細胞がより有益な成分になるよう培養時のコンディションを整えることです。

幹細胞からエクソソームをより多く引き出すための一番のコンディショナーは、動物の血液です。

ヒトや牛の血液をコンディショナーとして使用すると、幹細胞は極めて元気になります。

しかし、これにはひとつ問題があります。血液中の遺伝子がエクソソームにとりこまれてしまうことです。エクソソームはコンディショナーの影響をダイレクトに受けるのです。

したがって、エクソソーム採取目的の幹細胞培養には、動物の血液が使えないのです。

幹細胞培養時に、低酸素状態にしたり、老化因子除去サプリメントや、さまざまなプレコンディショニング法を用います。培養法によってまったく異なる成分のエクソソームができあがるのです。

我々はここ数年多くの論文をひもとき、培養方法に試行錯誤を繰り返して参りました。完成したエクソソーム分析を、自社ラボと連携講座を構築している東京大学分子生命科学研究所で実施しています。

そして、オリジナルのプレコンディショニング法、至適酸素濃度、さらにＮＭＮやケルセチンなどのサーチェイン遺伝子を活性化する方法を採用しています。そして、有益な成分を抽出するノウハウを確立し、マイクロＲＮＡ、成長因子の量など高品質のエクソソームを作り出すことに成功しています。

これらＮＭＮなどのサプリメント群は、細胞レベルでの若返りには確実に効く証拠が出ています。しかし、人間個体に若返りを誘導する証拠は出ていません。老化因子除去した幹細胞の若返りと、幹細胞エクソソームでの若返り効果にはエビデンスがあります。

つまり、ＮＭＮなど高額で販売されているサプリメントは、幹細胞に対してのみ応用すべきということです。

難敵だった白髪を黒くする治療への期待

みなさんには、こんな経験はありませんか。

朝顔を洗って、顔を上げると、「白髪が目立つおじさん（おばさん）がいる」

これは、私自身が十年ほど前に経験したことです。

一定の年齢を過ぎると私と似た経験をしている方を散見します。

鏡に映った自分の髪に生えている白髪を見つけると老いを感じるものです。

ここにきてエクソソーム医療で髪の毛を増やすことは高確率で可能になっています。しかし、白髪だけは難敵でした。

最近、これに一石を投じる論文が出ています。

自分の黒髪の毛根を採取し、その根の中に髪の毛を増やす幹細胞を取り出します。この幹細胞を培養したときに出てくるエクソソームは、「黒髪毛根幹エクソソーム」です。

これを頭皮の角質にダーマペンまたは水光注射で注入すると黒髪がよみがえるのです。

ダーマペンは短い針で頭皮の角質に刺激を与える機器ですが、発毛治療にも応用されています。また水光注射は自在にエクソソームを打ち込む深度を調節できます。これらのコンビネーションで、白髪をナチュラルな黒髪にできる可能性が高まっているのです。

精神的なショックを受けて一晩で白髪が増えた、という方もいますが、コロナ感染後のコロナ後遺症でも同様のことが起こっています。

このような方々に福音となる新しいエクソソーム治療に期待がかかります。

また、エクソソーム治療と併せて「**ラパマイシン**」**という免疫抑制剤を併用**することで、**高い打率で白髪を黒くすることに成功した**レポートも出ています。

白髪を黒くする治療は、見た目のアンチエイジという観点からは、絶大なる意義があります。

「**ラパマイシン**」**はパルス・ショット療法**という手法で、**欧米では若返り医療に利用**されています。**1ヶ月に1回から2回パルス的通法より多めに内服する若返り法**です。とくに白髪の改善がある程度見込め、日本でも広がる勢いを見せています。

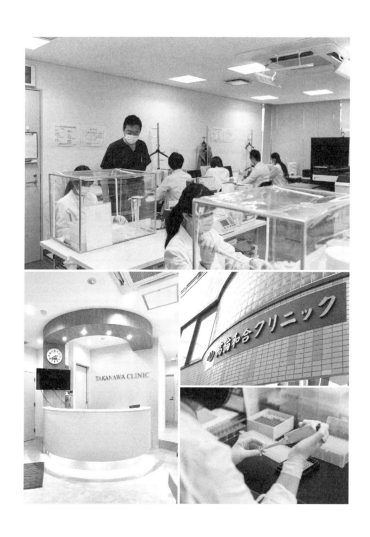

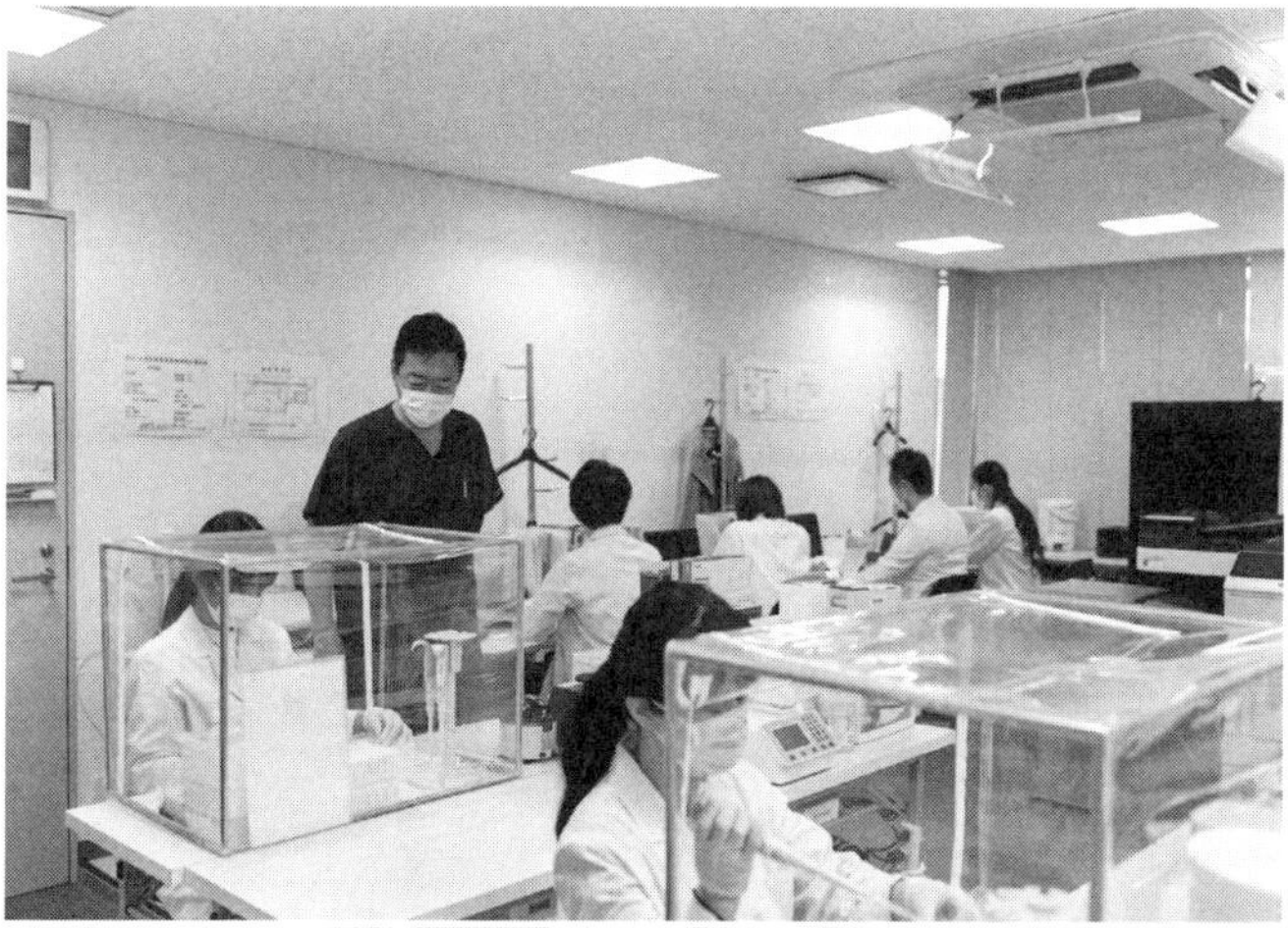

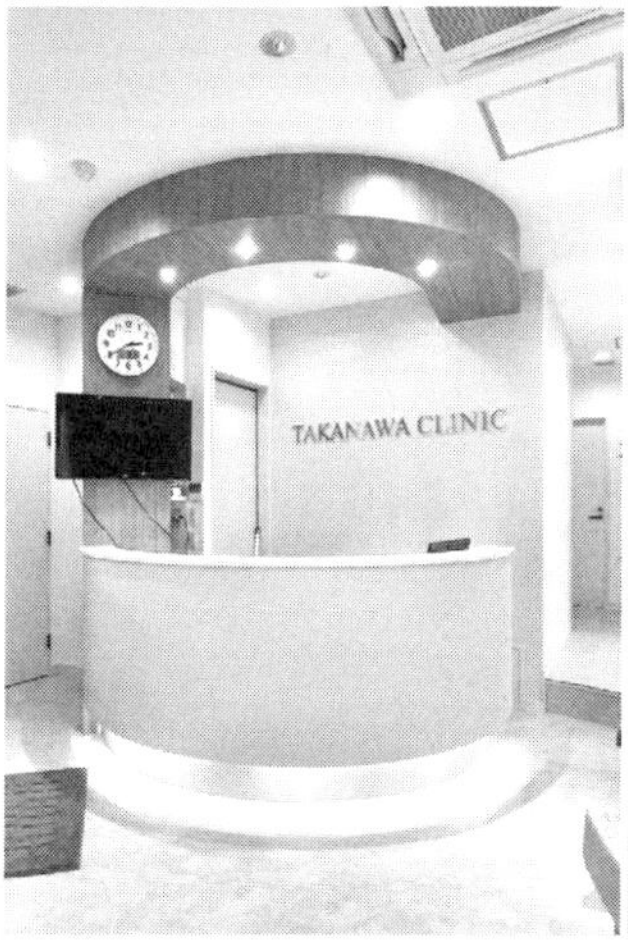
TAKANAWA CLINIC

高輪和合クリニック

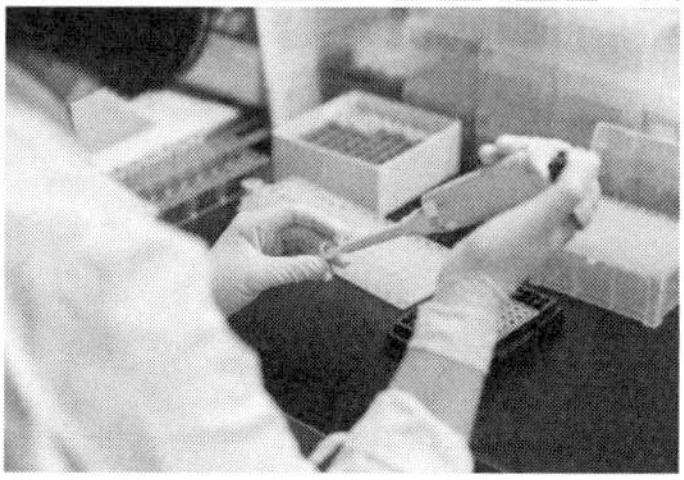

第5章

【エクソソーム詳説2】

植物エクソソームのパラレルワールド

「アロエベラ・エクソソーム」は新たな美容の武器

我々は宮古島に医療機関とエクソソーム研究所を設けています。

宮古島産植物から抽出した植物エクソソームの動物実験を東京大学定量分子研究所、さらに順天堂大学医学部で、一丸となって進めています。

研究対象のひとつがアロエベラです。

アロエベラには、人の皮膚に存在するケラチノサイトに接着して融合する働きがあります。そしてケラチノサイト内の活性酸素を取り除き、細胞レベルでの若返りを引き起こします。紫外線を浴びて発生する活性酸素の除去、つまり抗酸化活性が極めて高いのです。

また、線維芽細胞を誘導する能力も確認されています。

さらに、SOD遺伝子のメッセンジャーRNA発現をアップレギュレートし、「**活性酸素や老廃物を外に排泄する遺伝子を活性化する**」働きを有しています。

傷を治す働きも強く、ヒト幹細胞エクソソームに極めて近い働きです。

我々が開発したアロエベラ・エクソソーム美肌化粧品は、手頃な価格で、かつ幹細胞エクソソームに近い美容効果を発揮します。

抗老化を促す「月桃エクソソーム」

身体を構成している細胞は常に分裂していますが、無制限に行われるわけではなく、一定の回数分裂をすると、限界に達して、もはや分裂しなくなります。

細胞は分裂を繰り返すと染色体の末端にあるテロメアが短くなり、一定の長さになると細胞分裂が止まります。分裂しなくなった細胞が老化細胞であり、あとは自死（アポトーシス）を待ちます。

自死にいたる前に、老化が強引に誘導されることがあります。これは「**早期老化**」と呼ばれ、発がん遺伝子や紫外線、活性酸素、化学療法による生体のストレスなどの要因によって起こります。

この老化に対する生体の対抗する働きを有する機能として、抗酸化作用による生体防御のメカニズムが働きます。

このメカニズムを助け、マイクロRNAを内包するエクソソームが強い抗酸化作用や抗炎症作用、ミトコンドリア機能促進作用をもたらし、抗老化を促すのです。

この作用がとても強い植物エクソソームが、**宮古島産の**「**月桃エクソソーム**」です。

ところで皮膚は、表皮、真皮、皮下組織（脂肪層）という、大きく分けて三つの層から構成されています。

真皮は、皮膚組織の大部分を占めています。線維芽細胞が生成したコラーゲン、ヒアルロン酸、エラスチンというたんぱく質で満たされていて、弾力をもたらしています。また、真皮には、血管やリンパ管、汗腺が通っています。

皮下組織の大部分は皮下脂肪で占められていて、外部からの刺激や衝撃の緩和、断熱や保温、エネルギーの貯蔵という役割を果たします。

これらの3層において多大なる影響を与えているのが、細胞間のコミュニケーションです。シミやシワなどの皮膚の老化は、細胞の老化だけでなく、周辺細胞との相互作用の影響も受けます。

そして、この細胞間のコミュニケーションの主役がエクソソームなのです。

また、線維芽細胞は、脂肪層の間葉系幹細胞から放出されるエクソソームによって活性化されます。活性化された線維芽細胞がコラーゲンを増やします。

老化した皮膚に取り込まれたエクソソームは、老化した線維芽細胞の細胞増殖に影響をもたらし、コラーゲンの産生能を増加させるのです。

これらの働きを誘導してくれる効果が「月桃エクソソーム」には期待されています。

「月桃エクソソーム」はアロエ・エクソソームと共に、美容業会にセンセーショナルに登場しています。

口腔内環境、腸内環境、そして脳機能を整えるショウガ・エクソソーム

ショウガ・エクソソームの特徴は、消化液でエクソソームがつぶされることが少なく、免疫原性も少ないのでアレルゲンにもなりにくく安全に使用できることです。

ショウガ・エクソソームは各種ホルモンの産生と、各種内分泌の活性など、生物学的に万能な利用能力があることがわかっています。

そして、臍帯幹細胞エクソソームと同様に、各種疾患に対して有効性を発揮する可能性が示されています。そんな中でも口腔、腸、脳に多大なる恩恵を提供します。

例えば、大腸炎マウスにショウガ・エクソソームを定期的に経口投与すると、大腸の炎症を抑えます。

したがって、潰瘍性大腸炎、クローン病という難病に対しての予防効果、治療効果が期待できるのです。

ショウガ・エクソソームの真骨頂は、口腔内への働きかけです。

歯槽膿漏の根本原因は、口腔内常在菌のうち「レッドコンプレックス」と呼ばれる菌群です。その中で最も毒性の強く歯槽膿漏《しそうのうろう》を誘導する代表的な菌は、Ｐ・Ｇ菌（ポルフィロモナス・ジンジバリス）です。

この菌の膜の上の特殊なたんぱく質ＨＢＰ35だけにショウガエクソソームは直接結合して、ＨＢＰ35の中に取り込まれる、つまりＰ・Ｇ菌の中核に入り込む働きがあります。

さらに、ショウガ・エクソソームはＰ・Ｇ菌に取り込まれ菌体細胞内にまで入り込みます。そしてＰ・Ｇ菌が増殖する働きを阻止し、同じく歯周病の原因となるヌクレアタム菌や、インターメディア菌などの増殖を阻害するのです。

また、ショウガ・エクソソームのその他の効果は、Ｐ・Ｇ菌コロニー（群れ）形成を阻止することです。

さらに、Ｐ・Ｇ菌自体が口腔粘膜上皮に接着する働きを止める能力もあります。

Ｐ・Ｇ菌によって歯槽骨の骨量減少を阻止することができるため、吸収した骨量をある程度戻すことができるのです。

つまり、ショウガ・エクソソームは、あたかも人工知能が組み込まれているかの如く、精妙に、多段階的にP・G菌のネガティブな歯周組織への働きかけをし、さらに宿主損傷を癒すのです。

ところで宮古島産の植物エクソソームが実に興味深いのは、他の地域で採取された同種の植物とは明らかに遺伝子レベルでの薬効に差があることです。

宮古島産ショウガ・エクソソームには、その傾向が強く見られています。

植物エクソソームの未来

我々の高輪クリニックグループと東京大学分子定量研究所との共同で開発しているのが、「植物A」由来のエクソソームです。

これまで83種類の植物のエクソソームを調べてきましたが、そのうち、8種類に強い抗炎症作用が認められました。

それは、「**植物A（特許出願中）**」「**アロエベラ**」「**ショウガ**」「**モリンガ**」「**月桃**」「**ウコン**」「**レモングラス**」「**ブルーベリー**」です。

この8種類のうち「植物A」をさらに掘り下げた研究を東京大学で進めています。薬物として実用段階まで進めるべく尽力しており、(「植物A」は東京大学と共同特許出願済み）年内には、植物Aの名前は公開となる予定です。


さらに現在、力を入れているのが「漢方」エクソソームです。

漢方が扱っている原料は、ほとんどが植物由来ですが、この原料となる植物に特殊な加工を施して、植物エクソソーム成分の均一化を狙っています。

また、中国オリジナルの漢方エクソソーム製品は、日本での手法とは異なる手法での均一化を施しています。

また今後、高輪クリニックグループでは、有効性と安全性が担保された漢方エクソソームを臨床に積極的に採用する方針です。

最後に「ウコン・エクソソーム」の効能効果と、「モリンガ」の成分に関するエビデンスをひもとき、「モリンガ・エクソソーム」に期待できる薬効を詳らかにします。

ウコン、モリンガともに全身に対する抗炎症作用が強いのですが、ウコンは大腸や肝臓に、モリンガは中枢神経に炎症性サイトカインレベルでの抗炎症作用が見込まれます。

とくに傷ついた腸管上皮の組織の回復には、顕効と思われます。

ここで「モリンガ」成分のエビデンスから、モリンガ・エクソソームに期待できる効果を挙げてみました。

・抗炎症効果　・抗疲労効果　・睡眠障害改善　・抗酸化作用　・腸内環境改善
・口腔内プラーク形成阻止　・歯肉炎消炎効果　・認知症改善　・記憶障害改善
・抗うつ、抗不安　・胃炎、胃潰瘍改善効果　・前立腺機能向上　・性行動能力アップ
・便秘下痢改善　・糖尿病改善　・糖尿生勃起不全改善　・ストレス軽減
・生殖能力アップ　・痩身効果　・高血圧降下効果　・骨粗鬆症　・脳梗塞心筋梗塞
・メタボリックシンドローム　・肝機能障害　・潰瘍性大腸炎改善　・高尿酸血症改善
・甲状腺機能低下　・リウマチ　・シェーグレンシンドローム　・腸がん

まさに万能薬になる勢いの論文が多々出ています。

その他「ブルーベリー」には、あらゆる眼科領域の問題に対しての有効性が期待されています。

我々は「ウコン」と「モリンガ」、そして「ブルーベリー」エクソソームのコンビネーション製品の開発も手がけています。


このようにエクソソーム研究は、源の細胞が含有する成分での薬効からエクソソームの効果に当りをつけます。そして、マイルストーンを作り、実験を粛々と進めていくのです。

決して舗装された平坦な道ではありませんが、大輪は必ず咲くと信じ、日々、トライ・アンド・エラーを繰り返しています。

第6章

【エクソソーム詳説3】

全身を駆け巡るバクテリア・エクソソーム

バクテリア・エクソソームの絶大な働き

バクテリアから出てくる小胞体は膜小胞といいます。本書では、シンプルに「バクテリア・エクソソーム」と表現します。

私たち医療グループが研究しているのは、９種類の混合バクテリア・エクソソームです。さらに、水素発生菌であるクロストリジウムブチリカム単一菌からのエクソソームを抽出しています。これを血液マッチング検査という手法で個々人に最適なバクテリア・エクソソームを厳選します。

バクテリア・エクソソームを用いた治療の対象疾患は、過敏性腸症候群、下痢、便秘、腹痛、ガス漏れ、さらにＩＢＤ（クローン病・潰瘍性大腸炎）での腸関連症状と肥満です。

当院では12年ほど前から、腸内環境を整える治療をおこなってきました。そして、ＩＢＳ（過敏性腸症候群）、ＩＢＤ（潰瘍性大腸炎）、ＰＰＰ（掌蹠膿疱症《しょうせきのうほうしょう》）、ＳＪＳ（シェーグレン症候群)、クローン病、リウマチに高い改善率を上げています。

これらの治療法は、論文をベースにシステムを組み立て、臨床を重ねています。しかし、作用機序が不明のまま、突っ走ってきたイメージです。ここにきて薬効の源が、バクテリア・エクソソームであるといわれ始めています。

フローラ改善治療の特徴は三つです。

その一つは、体感としての有効性が高いこと。二つ目には、副作用が少ないこと。そして、三つ目には、有効性が腸内フローラ解析で明示されることです。


私たちの身体を作っている細胞は、およそ37兆個あるといわれていますが、腸管壁に常在する細菌の数は、100から1000兆個ともいわれ、細胞の3倍から30倍以上にあたります。

おもしろいことに、近年の研究によって、こうした常在菌が私たちの肉体や精神に大きな影響を及ぼしていることがわかったのです。

これらの事実が次々出てくるようになったのは、次世代シークエンサーという新しい解析装置が世に登場したおかげです。

次世代シークエンサーであらゆる菌種とその数をメタゲノム解析し、これまで培養できなかった菌も含めて遺伝子レベルですべての菌体を網羅的に解析することができるようになったのです。

現在までに判明している腸内フローラの機能は次のとおりです。

【腸内細菌の役割】

- **病原体の侵入・定着の阻止**
- **食物繊維の消化**
- **ビタミン類の生成**
- **短鎖脂肪酸（SCFA）の産生**
- **ドーパミンやセロトニンの合成**

腸内フローラの効果

腸内フローラには、食べたものの消化・吸収・代謝を助けたり、発がん物質の分解や排せつ、ビタミン・ホルモンの産生や免疫力の工場としての役割、病原菌・有害菌の感染を防いだり、糖代謝・脂質代謝を助けたりします。

また、酵素を活性化、悪玉菌の増殖の抑制、腸の蠕動《ぜんどう》運動を活発化、腸内ｐＨ（ペーハー）の調整など、実に多様な役割があります。

中でも注目すべきは、腸内フローラのビタミン・ミネラルなどを生成する役割です。

話は飛びますが、「不食の人」と言われる方たちをみなさんはご存じでしょうか？

「日本不食の会」には、１００人ほどの方が登録されています。なかには、1日1杯の青汁だけで、30年ほど元気に生活している方さえいます。

東京大学医科学研究所では、このような食生活で、なぜ健康を維持できるのかを詳しく調べています。

結論として、遺伝子的な背景は一般の人とまったく変わらなかったものの、信じられない事実が判明します。

腸内フローラが、何と反芻《はんすう》動物である牛の腸内フローラとそっくりだったのです。

大腸に細菌の先祖である古細菌が多く、空気中の窒素をエネルギー源として利用し、窒素からビタミンやミネラルを生成している可能性が高いのです。

これが事実ならば、これまでの栄養学の考えが根底から崩れます。

何を食べるかよりも、どんな菌が腸内にいるかが我々の健康状態を大きく動かすことになるからです。


また、「太る・痩せる」においても、腸内フローラの影響が大きいことがわかってきました。

これまで極端に食事を減らし、頑張って運動をしているにもかかわらず、ほとんど痩せられなかったという方は、「太る菌」に占められている可能性があります。

また、逆に何を食べても太らないという方も日本人には多いのですが、かような方たちは、腸内に「痩せ菌」が占めている割合が高いと考えられるのです。

さらに、腸内細菌によってビタミン、ミネラルの過不足は大きく左右されます。

では、なぜ腸内細菌が全身に多大なる影響を与えているのか？

この作用機序は、腸内細菌から放出されるバクテリア・エクソソームが持っている可能性が指摘され始めています。

バクテリア・エクソソームの中には、バクテリアの有するマイクロＲＮＡ（情報遺伝子）や内容成分が含まれています。

この小胞は、分子量の関係で全身をくまなく巡りますが、血液脳関門さえも貫通し、脳内に多大なる影響を与えていることがわかってきました。

バクテリア・エクソソームの存在が発見されるまでは、腸内フローラが放出する代謝産物が薬効の主役と思われていました。しかし、これだけでは説明のつかないことが多々あります。腸内フローラの多大なる全身への影響の作用機序が、ここにきてエクソソームで一気に解明してきたのです。

バクテリア・エクソソームは、腸を離れ全身を駆け巡る。それは血液脳関門さえも貫通する。脳に入り込んだバクテリア・エクソソームは、脳神経細胞の中にまで容易に入り込む。そして、ヒトの細胞に遺伝子レベルでの介入をしているのです。

私たち人間は、ヒトの細胞37兆に対して、100から1000兆個以上のバクテリア細胞を有しています。それぞれの細胞から放出されるエクソソームの割合は、平均して1対9です。

人間はエクソソームレベルでは、ヒト1対バクテリア9のハイブリッド生命体と言えます。そしてバクテリア・エクソソームは、今このときもヒト脳細胞に介入している……。

こんなことが真顔で言えるのです。

「**私の思考の一割は私、残りの九割は私に勝手に寄生しているバクテリアから湧き出ている**」

まさにパラレルワールドです。

腸内フローラエクソソームは免疫の主役

話を現実に引き戻します。

腸内フローラとアトピーなどのアレルギー性疾患とのつながりについては、まっ先に多数の論文で取り上げられています。

免疫の働きは、あらゆる細胞の共同作業によって行われるのですが、免疫系の制御は胸腺《きょうせん》というリンパ器官に司られています。

ところがここにきて、免疫の働きは腸管免疫の影響が極めて大きいことが明らかになってきました。その主役もまた、腸内フローラなのです。

そして近年、免疫系のトラブルからくる皮膚疾患や腸関連疾患、下痢や腹痛、ガス漏れが日本人に増えていて、その主因のひとつが「腸漏《ちょうも》れ」ではないかと言われています。

実際に腸管は、細胞同士がタイトジャンクションという糊のような成分で、ベタベタとへばりついて壁をなしています。

我々の体外を通っている食べ物の塊や、皮膚などにくっついている常在菌が血管の中に入らないのは、この接着のおかげです。

しかし、「腸漏れ」の方は、細胞と細胞の間の糊が緩んでしまっているので、食べ物のカスや菌が直接身体に入ってきてしまうのです。とくに直腸付近での腸漏れは、ほぼ便漏れといえます。血液を介して全身に便が漏れて、循環してしまうのです。当然、全身にとっては晴天の霹靂《へきれき》です。

それによって、血液のさまざまなサイトカインやリンパ球、T細胞、B細胞に影響を与えて腸管免疫が異常を起こし、アレルギーや自己免疫疾患、膠原病《こうげんびょう》、がんになりやすくなることがわかっています（緊急非常事態が続くことで、免疫の総合戦略は極端に落ちます。そして自己免疫疾患や膠原病になり易くなります。さらに微小がんのパトロール機能は落ち、がんという悪の要塞がはびこるスキを与えてしまうのです）。

逆に、腸内フローラのバランスがとれていると、「腸漏れ」を起こさず、免疫系の各種疾患のリスクを減らすことができるのです。

ところで、「**腸が漏れると脳が洩れる**」のです。

「**腸脳相関**」とは、腸と脳が密接に関係していることを表す言葉です。

ドーパミンなどの神経伝達物質は、その前駆体のほとんどが腸で作り出されていますが、そのカギを握っているのもまた、腸内フローラです。腸内フローラが産生する神経伝達物質は分子量が大きく血液脳関門を貫通できません。しかし、機能は関連しているのです。

この矛盾を埋めてくれたのが、バクテリア・エクソソームです。タイトな関門もエクソソームはくぐり抜け、全身のあらゆる部位に情報メッセージを届けるわけです。

さらに、腸管の壁の内側には、自律神経という私たちが自分ではコントロールできない神経が張り巡らされています。安定した自律神経のバランスの維持は、腸内フローラ次第であることがわかっていますが、この機序にもバクテリア・エクソソームが関与している可能性があります。

「腸漏れ」「腸脳相関」に、腸内細菌のバクテリア・エクソソームの関与説が示されたことで、腸内フローラの重要性がますます際立っているのです。

バクテリア・エクソソームの発毛促進

頭皮の常在菌L・ホルザフェリーは、毛髪の健康に大きく影響していることがわかっています。その作用機序を明らかにする論文の要約を次にお伝えします。

L・ホルザフェリーの分離培養後に菌体から産生されるエクソソームは、毛乳頭細胞の細胞死を阻害します。

また、細胞自体の発毛関連遺伝子（Wnt5A、Wnt10B、B-カテニン、バーシカンなど）の発現を誘導することがわかっています。

頭皮や皮膚の常在菌の菌叢バランスで毛髪発毛や皮膚のバリア機能に影響を与えることは他の複数の論文で明示されています。これらの作用機序の主がエクソソームであることも明らかになりました。

今回L・ホルザフェリーには発毛を促す働きが確認されています。

近い将来、頭皮常在菌のシンバイオーシスとくにL・ホルザフェリー・エクソソームによる頭皮バランシングが成功率の高い発毛治療として確立するかもしれません。

一番のポイントは現状のＡＧＡ治療と異なり、副作用の心配が少ないことと、治療費の想定される値ごろ感です。

安価で副作用なし、一旦生えたら抜けない夢の発毛治療が、バクテリア・エクソソームからできるかもしれないのです。

全身に多大なる影響を与える
――腸内・口腔内バクテリアエクソソーム

口腔内には1000億から1兆個、腸には100億から1000兆個のバクテリアが常在しています。

これら一匹一匹のバクテリア細胞からおびただしい数のエクソソームが放出されています。

前述したとおり、これらのエクソソームは全身を駆け巡り、心身に多大なる影響を与えているのです。さらに、この腸内フローラが多大なる影響を受けている源流があります。それは、口腔内フローラです。

口腔内フローラは、1日24時間唾液を介して腸まで流れ込んでいます。

バクテリアは、胃酸や胆汁酸でかなりの割合死滅します。

口腔内フローラの生菌と、死菌体細胞から放出されたエクソソームのダブルの影響を腸内フローラに与えます。

昨今の論文で、とくにマイナスの影響を与える4つの口腔内常在菌が注目されています。これらの菌を口腔内にはびこらせないことが全身の予防医療においてとても大事です。

4つの菌の絶対数を調べる検査が、新型コロナウイルス検査で有名になった「PCR検査」です。そして口腔内フローラ全体の中の、各菌種のバランスを調べる検査が「NGS解析」です。

高輪クリニックグループでは、これら二種の微生物検査をルーティーンで実施しています。

口腔内の悪の４銃士と呼ばれるのは、

「カンジタアルビカンス（バクテリアではなくカビ）」

「フゾバクテリウム」

「P・ジンバリス」

「プレボテラ」。

これら４つの菌の悪影響は口腔内にとどまらず全身に行き渡ります。

それぞれのバクテリアから放出されるエクソソームが、これらバクテリアの作用機序の源泉と考えられています。

●善玉バクテリア・エクソソームの驚異的効能●

①クロストリジウム・ブチリカム菌エクソソーム

赤ちゃんが放出するおならのガス成分は約50パーセントが水素ガスです。

水素ガスには、悪玉活性酸素のみを水に分解する働きがあり、アンチエイジング効果はじめ、さまざまな疾患、病態に対して有効化を発揮する可能性があります。

腸内に常在するバクテリアには、種々水素ガスを発生する菌体が存在しますが、なかでも主役を担っているのが**クロストリジウム・ブチリカム菌**です。

この菌を培養し放出されたエクソソームを、大腸炎モデルマウスに経口投与することでエクソソームの働きが確認されています。

・体重増加の抑制

・大腸炎症による短縮の軽減

・腸管バリア機能障害を軽減
・腸内細菌叢の改善
・大腸炎のあきらかな軽減
・大腸粘膜の保護作用

②プランタラム菌エクソソーム

別な論文からもＬ・プランタラム菌エクソソームの効果を示す論文が複数発表されています。

・病原体に酷された際に動く炎症性サイトカインを誘導し、病原体駆逐に至る
・パイエル版からの（ＩｇＡ）抗体産生を促し、腸門免疫を活性化する
・自然免疫応答と獲得免疫応答を広く活性化する

さらにプランタラム菌エクソソームは、アンチエイジング効果の明確なエビデンスが出ています。

・目の周りのシワを15・9％減少させる
・皮膚の弾力性を27％改善させる
・皮膚の水分含有量を21％増加させる
・皮膚密度を40％増加させる
・皮膚色素沈着を抑制する

以上、L・プランタラム・エクソソームのアンチエイジング効果が、このように明確になり始めました。

そして、腸内フローラの人体への多大なる影響は、ほぼエクソソームであるという結論になる勢いです。

悪玉バクテリア・エクソソームの毒性

③大腸癌の主因となる口腔内常在菌　ヌクレアタム
フゾバクテリウム・エクソソーム

口腔内環境の常在菌のひとつである口腔内常在菌「ヌクレアタム」。これはたちの悪い悪玉エクソソームを産生します。

このバクテリアが、大腸がんや自己免疫疾患潰瘍性大腸炎の根本原因ということが明らかにされたことで、医療界に激震が走りました。2018年のことです。

さらに驚くべきは、口腔内常在菌であるこの菌から放出される「エクソソーム」がそれらの作用機序と結論づける論文が発表されたことです。

フゾバクテリウム・エクソソームに関して明らかになったのは以下です。

・歯周病を起こさせる。および重症化させる

・大腸ポリープ、大腸上皮内がんの進行・発がんに関連している
・口腔内がんの浸潤を促進する
・潰瘍性大腸炎の進行を促進する

さらに

・炎症性サイトカインの増加
・抗炎症性サイトカインの減少
・腸壁の細胞膜損傷
・大腸炎の悪化

フゾバクテリウム・ヌクレアタムは、全身疾患とダイレクトに関係していると、その作用機序をエクソソームが解説してくれたわけです。

このように、なぜ腸内フローラの善悪が健康づくりの要になっているのか？

この答えをバクテリア・エクソソームが持っている証拠は増える一方です。

④P・ジンジバリスエクソソーム

P・ジンジバリス菌は歯周病菌の中でも口腔内以外の臓器で悪さをすることが知られています。とくにP・ジンジバリス菌は、大腸炎と認知症に深く関係しています。

P・ジンジバリス菌も他の菌体と同様、唾液を介して菌体自体が腸粘膜細胞に直接炎症を引き起こしている、と考えられていました。

しかし、P・ジンジバリス菌は大腸炎だけではなく、脳に対しても影響が強く、とくに認知機能の低下と関わっていることが明確にされています。

この病因がエクソソームにあったのです。

これまでに明らかにされたP・ジンジバリス菌エクソソームの働きを列挙します。

- **歯周病と相関した重症度の認知機能低下を起こす。**
- **海馬で炎症性サイトカインを増やす。これは大腸炎も誘起する。**
- **海馬における脳の活性因子（BDNF、NMDA）を減少させる。**
- **三叉神経を介して三叉神経節と海馬に移行する。**

すべての主悪の根源は、Ｐ・ジンジバリス菌エクソソームにあったのです。

既述のとおり、悪玉エクソソームを解決してくれるのは、善玉エクソソームです。Ｐ・ジンジバリス菌に対しては、ショウガ・エクソソームが多段階の作用機序で介入し、歯周組織に対しての浸襲を阻止します。身体に起こる多くの現象は、微小なマイクロレベル、エクソソームレベルの現れなのかもしれません。

膣内フローラ・エクソソームは女性の人生を左右する

膣内細菌の主はクリスパタス、ガセリ、イナース、ジュセニーと嫌気性菌群です。

これらのアンバランスで引き起こされると考えられる問題は、生理痛、生理不順、不妊、不育症さらには子宮頸がんと考えられます。

最新の論文では、それぞれの放出するエクソソームが、次のような働きをすることが証明されています。

①有益なコロニー形成のサポート
②病原性細菌からの防御
③膣細菌叢の恒常性の維持

以上から膣フローラの全身への影響にも、膣フローラ・エクソソームが機序となっている可能性は高いのです。

これらの菌のバランスは、生理痛、生理不順とも関連しています。さらに妊娠率、妊孕《にんよう》率、流産率とも関連しています。さらには性病の易感染性とも深くつながっているのです。

まさに膣内フローラ・エクソソームは女性の人生を左右する存在といえます。

腸内フローラバランス（エクソソームバランス）改善例　症例報告

症例①　52歳　男性　潰瘍性大腸炎

〈2019年8月初診〉

薬物で効果ない痛みが3日で完治。その後、腸内環境も改善し、ほぼ完全寛解といえる状態が続いている。

薬物（ペンタサ）で緩和しない潰瘍性大腸炎での痛みが、3日で完治。その後、6か月のあいだマッチング乳酸菌と清腸栓を使用し、腸内環境も改善し、腸漏れ状態も回復。内服量を半減して、当方からの治療を継続しているが、ペンタサは初診時から中止しているが、症状はほぼない。治療前後でシンバイオーシス指数（腸内フローラバランス度）が20パーセント向上。

症例②　39歳　女性　潰瘍性大腸炎

〈2019年3月初診〉

症状改善だけでなく、薬物を減らすことに成功!!

8年前に診断され、その後、アサコールとイムランを継続しているが、下血と下痢、ガス漏れが軽度で続いている。マッチング乳酸菌と清腸栓を併用し、2か月で症状改善。同時にアサコールを中止。その後、半年経過したが、薬物も減量し、症状はほぼ出ていない。

酸菌から産生されるバクテリアエクソソームが腸内細菌叢にシンバイオーシス（バランスの改善）を誘導したと考えられます。

症例③　30歳　男性

〈2019年6月初診〉

薬物でも消えない症状が3か月で回復、免疫抑制剤を回避

5年前に確定診断。その後、ペイタサ、イリボーなど6種類の薬物を服用するも、下痢と腹痛が持続している。薬物が効果なく、免疫抑制剤を検討して来院した。マッチング乳酸菌、カンジターゼ、清腸栓を服用。6か月で症状が半減。9か月で症状はほぼ消えた。

潰瘍性大腸炎の治療効果は速効性があるが、効果がでるまでに時間がかかった。しかし、免疫抑制剤を回避することに成功。前後でのシンバイオーシス指数は15パーセント向上。

症例④　16歳　男性
〈2019年6月初診〉
手術を回避!!

8歳で診断がおり、その後、6種類の薬物を服用。最近は血便がひどく、ステロイドも再開している。全腸切除も視野に入れるように言われて来院。マッチング乳酸菌と清腸栓を継続して内服し、3か月で10→1に症状消失。薬物は2種類に減らし、漢方は投与せず、様子を見ているが現状症状なし。ビランは直腸に軽度あるが現状程度に落ち着いている。

症例⑤　25歳　女性
〈2019年3月初診〉
免疫抑制剤の中止に！

２０１４年確定診断。リアルダという免疫抑制剤と併用して、８か月間マッチング乳酸菌と清腸栓を座薬処方にて症状消えた。リアルダを暫減したが、状態は良好で現在に至る。

症例⑥　64歳　女性
〈2019年8月初診〉
再燃して薬物を再開したが、３か月で薬物をなしにすることに成功

27年前に確定診断。３か月前に再燃し、中止していた薬物を再開。マッチング乳酸菌と清腸栓を投与したところ、即座に症状が消失し、３か月目に内服薬オフに成功。今年に入り、内視鏡でも腸内環境は非常にきれいであることが確認されている。

症例⑦　40歳　女性
〈2018年1月初診〉
パニック障害および潰瘍性大腸炎　完全寛解ケース

15年前に確定診断。同時に精神的不安定さが出現。その後、ペンタサと向精神薬を内服継続している。１年前から薬物が効かなくなっており、現状も下血と下痢が続いている。

マッチング乳酸菌と清腸栓の内服6か月で症状はほぼ消失。減薬開始、徐々に薬物を減らし、3か月前に断薬。その後も症状が消えている。また、お腹の状態が良くなり、パニック発作が完全に現在まで消失。

症例⑧　60歳　男性

〈2018年1月初診〉

断薬に1年で成功し、症状はその後全くなし！

10年前に確定診断。その後、増悪傾向があり、現在はリアルダとプレドニンなど6種類の薬物を内服中。マッチング乳酸菌と清腸栓を6か月内服し、10→2。そこから減薬。1年で断薬。症状は1年後完全に消失。

症例⑨　32歳　男性

〈2019年1月初診〉

ひどい下痢が6か月で改善し、薬物を漸減したら気鬱が改善！

3年前に診断。ペンタサ、イリボ内服するが、あまり効果なし。潰瘍性大腸炎の疑いで確定診断は降りておらず、下痢が続いている。同時にうつ病を罹患。皮膚に湿疹。手足の水泡ができやすい。断薬してマッチング乳酸菌のみでケア。6か月で改善見られ、薬物は漸減。1月からは何も服用していないが、薬物は完全に断つも症状は出ていない。

症例⑩　32歳　女性

〈2019年1月初診〉

元来自然療法にかけて来院し、見事に症状を克服！

ペンタサ内服中。乳酸菌マッチング検査、マッチング漢方を処方6か月で症状なし。同時に薬物減薬。すでにそれから8か月経過しているが、体調は極めて良好を維持。

【過敏性腸症候群　症例報告】

症例①　29歳　男性

〈2019年7月初診〉

秋、花粉症アレルギーの症状、3か月前から下痢と便秘になり薬を飲んでも効果がなし。

3か月前からよく下痢と便秘を繰り返し、薬を飲んでも効果なし。マッチング乳酸菌・短鎖脂肪酸を7月から服用。10月には10→5まで改善し、便秘の症状はまだ少しあるも、花粉症の症状は消失。腸内フローラに内服したマッチング乳酸菌のバクテリアEVがシンバイオーシスを引き起こしたと考えられる。その後、花粉症の再燃なし。副作用：なし。

症例②　50歳　女性

〈2019年10月初診〉

20年前からよくお腹が痛く下痢をする。薬を飲んでも効果なし。

マッチング乳酸菌・カンジダーゼ内服し、口腔内ケアを受ける。6か月ですべての症状が10→3まで改善。これからも継続してサプリを内服するかどうか考えている。毎年、花粉症アレルギーの症状が出るが、今春はでなかった。副作用：一時的便秘。

症例③　13歳　男性

〈2019年5月初診〉

8歳からよくお腹が痛くて下痢をするが、薬や他社乳酸菌を内服しても効果なし。

マッチング乳酸菌・カンジダーゼを内服し、口腔内ケアを受ける。3か月で腹痛は10↓1、下痢は10↓5まで改善。6か月目に下痢と腹痛ともに10↓1まで下がった。内服が終わった後、6か月経過し、症状は出ていない。副作用：一時的な皮疹。

症例④　19歳　男性

〈2019年2月初診〉

12歳からおならがよく出て、症状もずっと悪化。薬を飲んでも効果なし。

マッチング乳酸菌を内服して、口腔内ケアを受ける。症状はまだ少しあるも、すごく改善。社会活動に出る自信が出て、大学試験を受けようと考えている。副作用：なし。

症例⑤　52歳　女性

〈2019年3月初診〉

18歳から下痢をしたり、おならがよく出た。薬を飲んでも効果がない。

金属アレルギーがあり、口腔内の金属を取って、マッチング乳酸菌を内服した。6か月後下痢は10→1まで改善し、おならも少なくなった。6か月の治療が終わった後は、症状が出ていない。副作用：なし。

症例⑥　45歳　男性
〈2018年11月初診〉
15歳から30年間で毎日5回ぐらい下痢をしていた。さまざまな薬やサプリメントをためすも効果なし。

マッチング乳酸菌、口腔内ケアで3か月目から便が硬くなり、6か月後に完全に通常の便に戻った。その後1年以上、症状は出ていない。副作用：一時的な便秘。

症例⑦　24歳　女性
〈2018年3月初診〉
7年前からおならと下痢に悩む。

マッチング乳酸菌、短鎖脂肪酸、口腔内ケアなどの治療を受ける。4か月目まで症状が改善していなかったが、その後は改善。6か月で10→3、1年半の現在は10→1まで回復した。副作用：なし。

症例⑧　30歳　女性

2019年7月初診

15年前からよくおならが出ていました。

血液を用いて厳選したマッチング乳酸菌・短鎖脂肪酸・カンジダーゼを内服し、口腔内ケアを3ヶ月間受け、10↓2～3まで改善。その後、内服を継続すると6か月で10↓1に改善し、ソヌリンの数値45（正常値は38未満）↓35になり、腸漏れの改善を感じている。
副作用：なし。

マッチングした乳酸菌のバクテリア・エクソソームがシンバイオーシス（腸の細菌叢のバランス）を誘導し、改善されたフローラ（バクテリア）からはさまざまなバクテリアエクソソームが放出されます。その数は兆、京《けい》を超えた垓《がい》のレベルと言われています。

無数のバクテリア・エクソソームが体中ところ狭しと垓単位でうごめいているわけです。

我々は異生命体の微生物と共生しています。そしてそこから天文学的に多い共生生命体の情報（メッセージ）を常に受けているのです。

第7章

エクソームが創造する新しい社会

細胞分化とエクソソーム

細胞が特定の機能を持つ細胞になることを「分化」といいます。

間葉系幹細胞のような多能性幹細胞は、分化の途上にある細胞が、それぞれの分化のスピードを細胞間で調整し、分化のタイミングをはかっていることがわかっています。

分化のスピードが速い細胞から放出されたエクソソームが、分化の遅い細胞に取り込まれると、分化のスピードが早められるようになります。この現象を「分化同調現象」といいます。

この現象には、エクソソームに内包されているマイクロRNAが重要な役割を担っています。分化の途中にある細胞がエクソソームをやりとりすることによって、それぞれの分化のスピードを揃えることができます。

その結果、細胞の分化のプロセスをコントロールすることが可能となるのです。

このように細胞分化にエクソソームが大きく関与することの発見は、再生医療の可能性を大きく広げることになりました。

エクソソームは、分化コントロールにも大きく関与しています。再生医療と細胞分化コントロールは、切っても切れない関係があることから再生医療の世界を大きく変える可能性を秘めています。

ここから展開されるエクソソームを用いたさまざまな医療をイメージすると、私の頭の中ではパラレルワールドが形成されるのです。

学術的な話から外れてしまう前に、慶應義塾大学の学生6名に集まっていただき、今後のエクソソームが台頭した社会への期待と懸念をざっくばらんにディスカッションしました。

分化能の検討

凍結保存してあるWJ-MSCを解凍し、フラスコで培養してからそれぞれの分化に適した濃度で播種した。脂肪細胞と骨芽細胞への分化には、80% confluentで播種し、7～10日間培養して、固定した。

脂肪細胞への分化

Oil Red Oで染色した結果を以下に示した。脂肪細胞への分化は非常に少ないが、前回も同様であったため、問題ないと判断した。

骨芽細胞への分化

Alizarin Red染色した結果を以下に示した。分化効率は非常に良かった。これも前回同様の結果であった。

1）脂肪細胞への分化（Oil Red O染色）

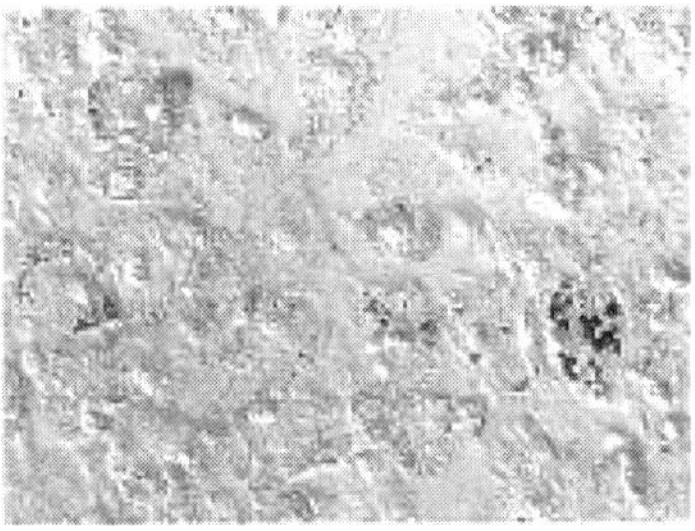

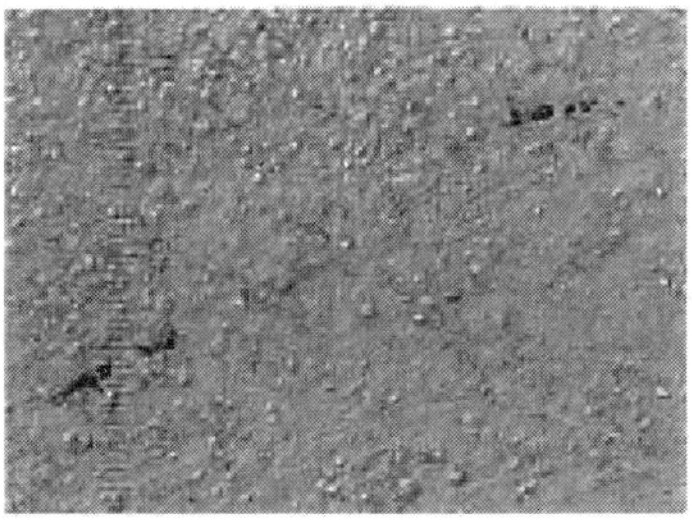

2）骨芽細胞への分化（Alizarin Red染色）

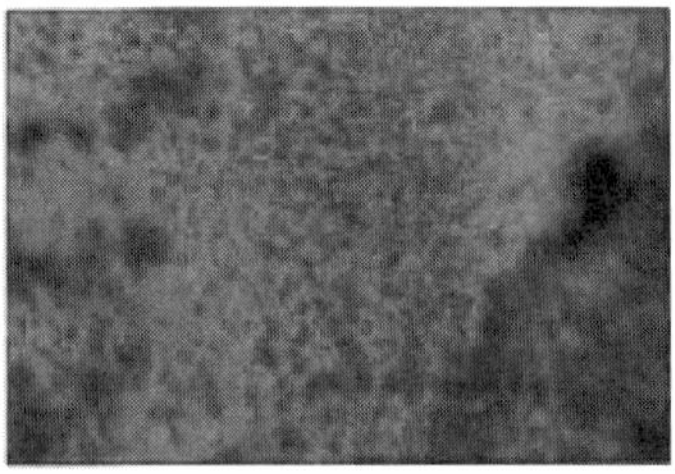

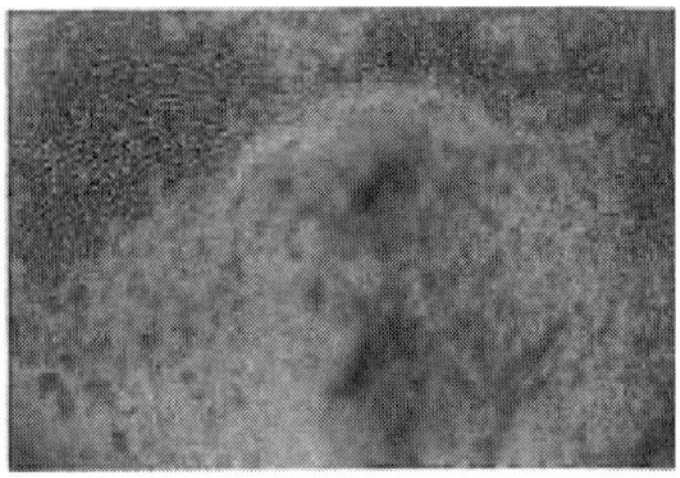

軟骨細胞への分化

2～3×10 7 cells/mLの濃度の細胞懸濁液をwellにスポットし、一定時間後に軟骨細胞分化誘導培地を加え、2～3週間培養した。固定後にAlizarin Blueに染色された。

神経細胞への分化

神経細胞分化誘導培地で5×10 3 cells/mLに調整して播種し、数日培養した。突起の伸長が最大のときに固定して、βⅢ-tubilin蛍光抗体で染色した（下図）。突起が少なく、短いが蛍光染色されている。

3）軟骨細胞への分化（Alizarin Blue染色）

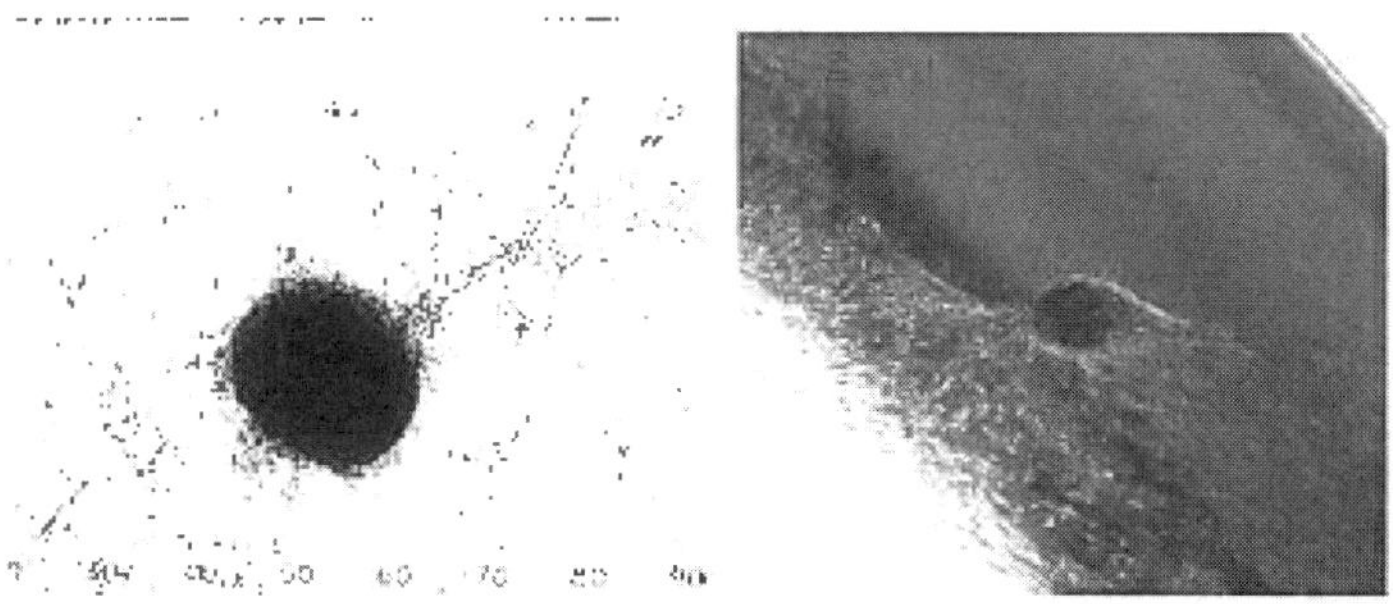

4）神経細胞への分化（βⅢ-tubilin蛍光抗体）

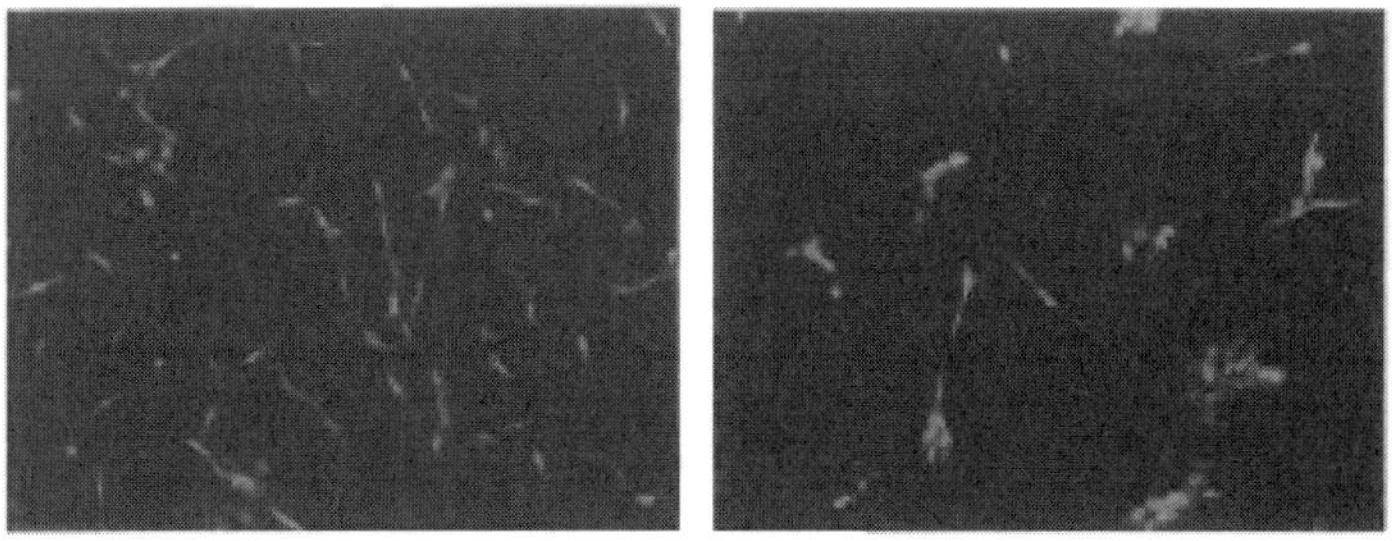

エクソソームが創造する新しい社会

〈フリー・ディスカッション〉

陰山

私たち高輪クリニックグループでは、15年前から遺伝子と常在微生物の心身への影響に関してデータを取り続けています。その総検体数は12万件を超えています。

また、東京大学分子定量研究所秋山研究室のベンチャークリニックとして、あらゆる生命体から産生されるエクソソームの研究を粛々とこなしています。東京大学での研究では主に植物エクソソームに絞って研究し、さらに順天堂大学医学部では、漢方エクソソームのヒト臨床を開始するため、研究デザインを練りはじめています。

また、当グループのラボでは、常在菌から産生されるエクソソームの研究をしています。

エクソソームはかつて、細胞から排泄される単なるゴミと思われていました。ところが、ゴミどころではなく、私たちの人生を左右する健康作りの要かもしれないことがわかってきたのです。このエクソソームの発見は、近い将来の主役として、これまでの常識を立て続けに塗り替えるかもしれない、優れものです。

ある種のエクソソームは、身心の健康状態を維持するとともに、生理年齢を巻き戻す、つまりアンチエイジングの決め手となるお宝の役割を担っています。

ところが、またある種のエクソソームは、その逆にがんを転移させたり、老化を促す悪者であることもわかってきました。

つまり、エクソソームは善悪ともに極端な働きをする、人体にとってモロ刃の剣なのです。

高輪クリニックグループでは、今まで腸内フローラがメイン研究テーマでした。最近になって主軸が腸内フローラ・エクソソームに移行しています。

さらにこれまで多数発表されている論文を追従して、口腔フローラ・エクソソームにまで守備範囲を拡げています。そのうえに今後は、膣フローラ、精巣フローラ、皮膚フローラ、鼻腔フローラ・エクソソームにまで拡げていくことを目論んでいます。

最近、今までバラバラにデータ取得と分析がなされていた遺伝子、フローラ、エクソソームが統合され有機的なものになり始めています。

腸内フローラ、フローラ・エクソソームに関してはすでに一定数の論文が公開され、一般の方にもその名称が知れ渡ってきました。

昨今、論文数が増えてきた腸以外のフローラについて、今後論文情報をお伝えしていきたいと思いますが、以下はその一部です。

・膣フローラ

膣フローラには、あげまん菌とさげまん菌が存在します。これは冗談ではありません。あげまん菌が優勢だと性病にかかりにくく、妊娠しやすく、生理痛になりにくい。

そして、その方とお付き合いしている男性は、前立腺がんになりにくい、ということがわかっています。いわば、あげまん菌の多い女性は、あげまん運気をもたらす！女性と医学的にも言えるのです。

逆もまた然り。さげまん女性は、さげまん菌が多く、付き合う男性にも禍《わざわい》をもたらす可能性が高いのです。また、膣フローラは、腸内フローラの良し悪しの影響も大きいと見られます。

ここにもエクソソームが関与している可能性があります。また、これまで付き合ってきた過去の男性の精巣フローラとも関係しうるのです。

細胞間、臓器間、個体間の情報交換は、すべてエクソソームを介して行われています。それは個人内だけでなく、他人との間でも展開されているのです。

・精巣フローラ

精巣フローラで精力が異なることがわかっています。

妊孕性《にんようせい》（妊娠する力のこと）も同様、男性不妊は精巣フローラの改善がその一助になります。フローラを決めるのは腸内フローラ、過去に付き合ってきた女性の膣フローラの影響もありえます。

・口腔フローラ

口腔フローラは大腸癌、口腔がんと深く関係しています。

また心筋梗塞、心不全、脳梗塞とも関係しています。これら循環器系疾患が原因での突然死は、口腔フローラ・エクソソームの影響が大きいのです。

「フローラ・ドミノ」と言われるように、いたるところに存在する常在フローラはそれぞれが影響を及ぼしあっています。

最大勢力である腸内フローラの源泉は口腔フローラです。

「フローラ・ドミノ」の最初のコマは口腔フローラであり、突然死から各種慢性疾患にまで関係しています。ですから予防医療の肝は、口腔内にあると言えそうです。

・皮膚フローラ

皮膚フローラは、シミ、しわ、たるみ、アトピー性皮膚炎、乾癬と関係していることがわかっています。

皮膚フローラは、腸内フローラと軸を形成しており、多大なる影響を受けています。

腸内フローラと深くリンクする皮膚フローラが皮膚の美と健康を大きく左右しているのです。

・鼻腔フローラ

鼻腔フローラは、花粉症、睡眠時無呼吸症候群と関連があることが証明されています。

鼻腔フローラも腸内フローラとエクソソームで情報交換している可能性があります。各種フローラは、QSシグナルという通信網によりフローラ間での情報交換をしていることがわかっています。この通信網の源泉は、エクソソームです。

さらにエクソソームは個体間とも交換しています。

私たちは、周囲のさまざまな生命体とエクソソームで繋がっているのです。

またエクソソームの情報の影響力には優勢、劣勢があるようです。

影響の強さは個々人で異なります。また個人間でも時期によりブレがあります。

科学が示す内容は、ときとしてドラマや映画よりエキサイティングですが、その極み！と思うのは私だけでしょうか。

"I Am I and My Bacterial Circumstances"（私は、私と私の常在微生物環境との運命共同体）

〃ヒトは宿主と共生菌から形成される超生命体（Superorganism）〃

そして微生物は近隣の個体間で常に交換（ピンポン感染）されています。

Superorganism（超生命体）とは、多数の個体から形成されながら一つの個体であるかのように振る舞う生物の集団のことです。

アリもハチも、そして私たちも……。そして、私の思いさえも、私の脳からの思いと、私の体内に存在する共生細菌の思いとのハイブリッドといえるかもしれません。

これを可能にしているのが、細胞間、個体間、異生命体間の情報媒体〝エクソソーム〟なのです!!

どうですか！　周囲の風景が変わって見えませんか？

健康になりたければ、人体の最大フローラ勢力を占める腸内フローラのバランスをとって、身体中を善良なるフローラ・エクソソームで占めること。

それを実現する肝は次の二点だと、私は思います。

・個々人のフローラ・エクソソームに適する食材の選択。

プレシジョン（最適な）食、さらにプレシジョン運動、プレシジョンメンタルケアです。

・善良なフローラ・エクソソームの方と同居すること。

1日のうち、8時間は、近くにいてフローラ・エクソソームを交換している方々も健康づくりの肝です。それは職場の上司、同僚、部下などです。

フローラ的の善し悪しにある程度のスタンダードはありますが、個々人にとって異なります。

さらに個々人にとっての善良なフローラバランスは、少しずつ変わります。

以上を可視化するため、生命体間の相性を推しはかる指標を我々は構築しました。それはマッチング腸内フローラ・エクソソーム検査です。

高輪クリニックグループでは、8年前に、最も相性の良い菌体を見つけ出すエクソソームレベルのマッチング検査を、日本で先陣を切って開始しました。

これによって効率よく腸内環境のバランスがとれ、シンバイオーシスを狙います。

そして薬の難治性の病気が改善したり、認知機能が上がったり、運動パフォーマンスの向上、性格改善、うつからの解放など、さまざまな恩恵を心身に提供します。

ここからフリーディスカッションに入ります。

本日は、慶應義塾大学現役学生6名の方に集まっていただき、ここまで記載した内容に対して、フリー・ディスカッションしたいと思います。

ところで、エクソソーム医療の進化で近い将来、すべてのがんが治るかもしれません。また、健康寿命は100歳を優に超え、120歳でも元気というおじいちゃん、おばあちゃんが増えることでしょう。

私たちの人生設計も社会構造もどうかわるのか、寿命が伸びれば当然人口は増えます。すでに地球上の人口は飽和状態と言われています。

人は増えるほど母体の地球を汚し、人に害を与える環境を構築してきました。人類の反省からの脱化石燃料、クリーンエネルギーが叫ばれています。果たして人類の寿命が延びることは、本当によいことなのでしょうか？

これに対して10代、20代前半の方々はどう考えているのか？

思うところを自由に発言してくださいね。

皆さんが還暦になる40年後には、さらに医療は大きく進化しているはずです。

120歳以上のやたらに元気なおじいちゃん、おばあちゃんが増えまくることでしょう。

また、抗老化医療は進化し続けます。

地球にとっては、破壊に向かう行動をとり続けてきた人間。

果たして人間がますます増える状況は、地球にとって本当によいことなのか？

我々は人に対してだけでなく、微生物や他の生命体と交絡しまくっています。

エクソソームがその主役を担っているのです。

家族、友達、会社の同僚とは、特に遺伝子レベルでのコミュニケーションをとっていることがわかっています。

私たちの健康増進には自分だけでなく、私たちの家族、友人、同僚の健康も深く関与しているのです。


今日、出席されている皆さんにお聞きしたいことは以下です。

エクソソームは細胞間、臓器間、異生命体間を繋ぐ情報メッセンジャーです。このエクソソームによってがんになったり、がんが転移したりします。

また逆に薬物難治性の病気が見事に改善することもあります。自分と周りの微生物がエクソソームで繋がっているのです。さらに人と人もエクソソームを介して情報交換しています。

いかがですか？

動物だけでなく、植物とも遺伝子を交絡させています。

さらに食材でさえも遺伝子レベルで人に多大なる影響を与えています。

食事に関してどのくらい気をつけていますか？

今後の医療への期待と不安は、いかがでしょうか？

抗老化医療が進化し、１００歳越えのスーパー老人が増えることをどう思いますか？

１００歳のあなたは、どのような生き方をしているでしょうか？

常在菌、とくに腸内フローラについて、「腸活」というフレーズに馴染みはありますか？　もしあるなら、どのような活動をしていますか？

忌憚のないご意見をお聞かせください。

慶応義塾大学医学部3年生の鈴木みどりさん

「エクソソームが私たちの人体に与える影響がどれだけ大きいのか、改めて実感させられる内容でした。

今回こちらの文献を拝見し、私が考えた事を以下の2点にまとめました。

1点目は、**関わる人間を選ぶことが大切である**、ということです。

実は先日、ある経営者の方とお話ししていた際に挙がった話題が、今回の文献の内容に重なるところがありました。

その経営者が話していたのが、「**将来の自分の生活水準は自分の周りの人5人の平均値になる**」というものでした。

当時この話を聞いた時は、単に環境はその人の人生にとって重要な要素だ、というくらいの考えだったのですが、そこに遺伝子、フローラ、エクソソームという科学的な根拠があることを知り、今後お付き合いする人や一緒に仕事をする人を選ぶようにしたい、と思うようになりました。

2点目は、健康寿命と地球環境に関してです。

文献では、既に世界人口は地球が抱えられるキャパシティを上回っているにも関わらず、今後医療の発展によって寿命が延び、人口は増え続ける、と記してありました。結果的に地球を破壊することになってしまうとも懸念されています。

私は、平均寿命が伸び、人口が増えることが絶対的な問題ではないと考えます。これまでの人類の歴史を振り返ってみても、何か問題が生じた時は、それを解決するような知恵や技術力を生み出し、人類はそれを乗り越えてきました。

例えば、２０２０年に新型コロナウイルスが世界的に流行し一時的に経済が滞り、多くの人々の生活が制限されました。しかしその際も、人々は知恵を絞り、新たな技術、システムを構築し、なんとか乗り越えています。

その結果、オンラインが浸透し、リモートで仕事をこなすことが半ば習慣化し、コロナ危機をきっかけとして、これまでより効率的に仕事を進める事ができるようになったと思います。

また、ＳＤＧｓ時代の流れとともにクリーンエネルギーの注目度の高まりや、リサイクルやリユースに対する人々の意識は年々高まっているように感じます。

今、直面している地球温暖化等の問題をきっかけに、さらに私たちの社会が発展するのではないかと思っています。

改めて、今回の文献を拝見し、これからの人類の未来が楽しみになりました。自分自身、今の地球環境の問題に目を向け、それらの解決に地球人の一人として真に取り組みたいと思います」

陰山

「すごい！　鈴木さんは、実によく考えていますね。

私が大学生のときは部活漬けの生活で、今後の社会に対して思いを馳せることなどかけらもなかったので、驚嘆とともに尊敬しますよ。

『今の若い者は〜』と嘆く言葉をよく耳にしますが、皆さんのような、しっかりとものを考えている10代後半、20代前半の方々をみるに、日本の未来は明るい！　と思えます。

ところでエクソソームの実用面に検査があります。これを最後に皆さんにお伝えしたいと思います。

エクソソームは医学界に大きな波紋を投げかけています。

作用機序がわからなかった穴をみごとに埋めていく作業を開始しました。

また同時にエクソソームの存在は、我々人間の存在と環境との深いつながりを明らかにしています。

１６００年代以来、医学は機械的に要素にわける発想と、マクロからミクロを追求しながら進化を続けてきました。臓器、組織、細胞、分子に入り込み、いよいよサトルな世界は、ナノの世界に突入しています。

一つ問題が生じたのは、これら機械的に分離した存在を還元させ、統合させる作業を怠ってきたためです。

エクソソームはバラバラにされた要素を繋ぎまくる還元剤として、医学界に大旋風を起こしている、と私は感じています。

また目に見える世界と目に見えない世界の通訳者でもあるとも感じています。

私がかれこれ40年近く実践しているヨガの瞑想の効果を実証する検査にエクソソームを用いる試みを現在進めています。

たった20分の瞑想であっという間に人体に流れるエクソソームの種類が変わる可能性をパイロット実験が示しました。

これまで、伝承療法は科学的根拠がない、と医学者は一刀両断していました。しかしここにきて、エクソソームが伝承療法の有効性を目に見える形で実証しはじめているのです。

とくに**ヨガの瞑想によるエクソソームの変化＝情報メッセンジャー遺伝子の変化**は、極めて面白い研究です」

次は、ヨガ瞑想の伝統的に言われている効能です。

これらがエクソソームによって、理詰めに証明できれば長く反目を続けていたスピリチュアルな世界と近代医学が和解のタイミングを迎えることになります。

みなさんの日頃の勉強に役立つこともあり、ヨガに関して、わかりやすく効能効果をまとめてみました。

(1) 集中力のアップ

瞑想を行うことで、余計な考えを捨てることができるため、今、目の前だけのことに集中できる力を養うことができるのです。

この瞑想は鍛錬を繰り返すことでより、集中力を発揮できるとも言われており、継続的に瞑想を実施することで、その効果はより高まっていくものとされています。

(2) セルフマネジメントの向上

セルフマネジメントとは「自己認識能力」のことで、自身の感情は今どうなっているのか、長所や短所は何なのか、何を欲しているのかなど、自分の内面を見つめ、理解を深めることを言います。

これらの能力を高めることで、自分の感情をコントロールできるようになるため、仕事のパフォーマンスも上がると言われています。

日常生活の中で、ひとつのことだけに集中できる時間はとても少ないものです。とくに仕事をしていれば、次から次へと業務は降ってきますし、締め切りや仕事上のミッション、周りの機嫌や上長のコンディションなど、多くのことを抱えれば抱えるほど判断はブレ、仕事の効率も下がっていきます。

瞑想で内省を促し、自分のやるべきことをはっきりさせることで、業務効率を上げていくことが可能となるのです。

このような個人の効果が得られることで、組織全体としても瞑想の効果は波及していきます。

瞑想によって個人のコンディションが上がることで、メンタルヘルスの発生率は減少し、それにより企業の労働力を安定させることができます。

また、瞑想で得られた集中力により、新しいアイデアが生まれやすくなったというケースもあります。

これらの効果をエクソソームが内蔵しているmiRNAが後押しするものと予想しています。

さらにすでに画像診断で証明されている瞑想の効果は次の通りです。

（1）脳の活性化部位と鎮静部位

瞑想法の後に、学習、記憶、感情制御、自意識などに関わる中枢神経の領域が増大。その一方で、危険察知や怒りの感情が生まれやすくなる、と言われています。

そのため、瞑想を行うことで、感情の起伏を抑制して、気持ちを鎮めた状態になったのだと考えられます。MRIによる定量分析結果ですが、これにエクソソーム中のmiRNAの存在で脳の機能の変化も追うことができるのです。

（2）脳内の神経活動の変化

瞑想法の後には、「現在の自分の経験」に関わる神経活動が活性化する一方で、「自分のイメージ、過去や未来に関して空想すること」に関わる神経活動は低下しました。瞑想が「今、この瞬間」にしっかり集中できているということが証明されています。これも画像からの予想される効能であり、エクソソーム中miRNAの存在で明確に効果が判明すれば誰しもが瞑想を見直すことでしょう。

（3）心理的ストレスを減らすことによる身体的症状の変化

瞑想を行うことで心が安定し、それにより、身体的な回復にも影響するということが、生化学的変化で証明されています。さらに遺伝子レベルで証明ができれば「鬼に金棒」です。

このように、瞑想は単なる精神論ではなく、科学的な根拠のある強い武器、人生を思い切りプラスにもっていける人類の強い味方と言えそうです。

これらの効果の通訳者がエクソソームなのです。

慶應義塾大学経済学部2年生の鈴木圭太さん

「今回の講演およびディスカッションに参加して思ったことをお伝えします。日常の人間との接触においても、他人のエクソソームを取り入れており、遺伝子レベルで接触していることを知りました。

また、それは動物だけでなく植物とも遺伝子を交絡させていると知り、目から鱗でした。

通常、遺伝として親から子へと引き継がれるものだと認識していたため、日頃の環境や食事に気を使うことが、人間の成長に遺伝子レベルで影響するとは、予想だにしていませんでした。

まさかヨガの効能効果をエクソソームで実証できるとは驚きです。これだと恋愛感情とかもエクソソームに現れるのでしょうか。もしそうなら実に興味深いです」

慶応義塾大学医学部1年生の田中礼さん

「労働人口が減少している日本において、抗老化医療の発展による超老人の増加は、ポジティブな影響を与える、と考えています。

一方で、僕個人が１００歳になって、どのように生活しているのかは想像だにできません。

きっとテクノロジーは恐ろしく発展し、今の数十倍も利便性の高い世界になっているでしょう。曽孫も見てみたいですね。まずは結婚ですが。

さて、腸内フローラやエクソソームといった単語は、現代を生きる多くの学生にはきっと無縁な言葉であると思います。

ただ、人体に大きな影響を与える要素であることがわかれば、多くの学生の知的好奇心がくすぐられるのではないでしょうか。私が実際にそうでした。

医学や健康は実体験に基づいて自分ごとに捉えるケースがほとんどなのも事実です。より実践的に医学や健康を学ぶ場があれば好ましいな、と思っております。

ヨガとか瞑想といった一見、怪しい世界がすでに科学の世界に入り始めている！

というのは衝撃が強すぎました。

エクソソームにますます興味を抱いています。私も将来の研究テーマにしたい、と思いました」

慶應義塾大学商学部3年生の杉内れなさん

「家庭の方針では食事に気を配っていましたが、エクソソームの観点から食事の重要性がさらに明らかになりました。

腸内フローラを通して摂取する食事が、自身の健康や寿命に深い影響を与えるという発見に驚きます。

エクソソームの研究により、健康寿命が延び、超老人社会の可能性が高まるとの話を聞きましたが、日本経済の現状ではその社会を支えることができるのか疑問に思います。

税制や社会保障制度の変革が不可欠であることは理解していますが、個人のキャリア形成にも大きな変化が必要だ、と感じます。

超老人社会が現実のものとなれば、私たちはこれまで以上に効果的な対策を講じる必要があります。

経済的な面では、持続可能な仕組みを築くために税制や社会保障制度を見直し、長寿に対応できる体制を整えることが必要です。

さらに、高齢者の活躍を促進するために、延長されたキャリアをサポートする制度を整える必要があります。これによって高齢者も自分の経験やスキルを活かし、社会に貢献できる環境が整うでしょう。

また、個人のキャリア形成においても大きな変革が求められます。単一の職業に固執するのではなく、『ライフロングラーニング』を推進し、多様なスキルを習得することが重要です。

これによって、仕事において高齢者も柔軟に対応できるだけでなく、新たなキャリアの選択肢が広がることでしょう。

また、企業側も高齢者の経験を活かした働き方や職場環境の改善に取り組む必要があります。

超老人社会の到来は日本にとって重要な課題ですが、適切な対策を講じることでポジティブな側面もあります。

高齢者の経験や知識を生かし、社会全体の質を向上させることができるでしょう。これには社会全体の協力が欠かせません。政府や企業、個人が一体となって、持続可能な超老人社会を築くための取り組みが求められると思います」

陰山

「皆さん、積極的な意見をありがとうございました。私の頭は、ここ10年くらいエクソソーム漬けになっています。これだけ至近距離で長い時間お付き合いいただいたので、みなさんの脳には私のエクソソームが入り込み思考にかなりの影響を与えているかもしれません（笑）。

エクソソームは情報メッセンジャーですので、たんぱく質をつくる遺伝子より影響が長きにわたり残る可能性があります。

みなさんの細胞に入り込んだ私のエクソソームには、重々気をつけてくださいね。

半分冗談、半分本気です。

是非また座談会に参加してください。

本日はありがとうございました」

最後にパラレルワールドというテーマにふさわしいエクソソーム医療が展開したら医療はこうなる！　というSF風ショートストーリーで本書を締めくくります。

パラレルストーリー Vol・1

2030年5月沖縄フェニックス病院

「影浦院長、今日はシンガポールの医師団が視察に見えています。新山理事長は外来で忙しいものですから、先生、対応をお願いできますか？」

事務長の示野がシンガポール医師団の対応を依頼してきた。

「シンガポールか。了解した！」

15名の医師団に対して影浦院長は説明を開始した。

「我々が推進しているのは、和合医療です。

西洋医療は症状・病気に対して検査し、手術・投薬などで対応しています。

それに対して、補完代替医療という考えがあります。

これは、西洋医学以外の治療法、漢方やチベット医学などの伝統療法、ホメオパシーなどの治療などを総称するものです。

この二つを合わせて治療するのが和合医療の考え方です。

日本も江戸時代まで外科医は全員、骨接ぎであり、内科医は全員、和漢医でした。

だから、現代日本でも伝承療法を擁護して、先進医療との和合を計らねばならないのです。それは、縦ではなく、横のつながりで人を見ていくことです。

再生医療という先端医療と日本独特の鍼灸、アイヌ漢方を含めた和漢方とドッキングさせる。

最近では研究が進み、ドイツでは振動医学、身体のそれぞれの組織には固有の振動があり、それが狂うと病気になる。その振動を正常に戻すことで治療できることが分かってきています。これは、音楽療法の効用にも通じています。

さらに、医療哲学として、「健康の神」を身体の外に置かず、自分の身体の内に置くというシャーマニズムの考えを基盤とします。

したがって、スピリチュアルな手法も重要であると見ています。

これらを系統立ててシステムを作り、臨床をこなしていく。これが『先進統合医療』なのです」

シンガポールの医師団は、影浦院長の言葉に、とまどいと同時に感動を伴った表情で聞き入っていた。

「いかがですか」

複数人から同じ声で、同時に声がけが背後から聞こえました。

振り返った一同は、次の瞬間、驚愕し、腰を抜かす！

影浦院長がいきなり10人に増え、プレゼンした影浦の横に歩を進め、ズラッと並びました。そして真ん中に位置した唯一、沖縄の礼服カリユシを着た影浦が語り始めます。

「実は今、お話しした影浦は、私のアバターです。私の横にいるフィギュアも立体映像のアバターです。彼らは虚像ですが、中身は私自身、そして、それ以上です。3か月間の私のとったコミュニケーションから会話パターンを機械学習し、ディープラーニングに至っています。

かつチャットGPTから世界中の医学論文を入れ込んでいます。いわば私より桁違いにレベルの高い医学知識を有し、私の独特の思考パターンを完璧にコピーしています。

私の勘違いやミスはバグとして消し去り、すぐに熱くなりすぎる性格もマイルドに修正します。

知識、カウンセリング能力は、はるかに私の上をいきます。かつ、世界20か国語の多言語対応です。彼らは完璧に近い医療カウンセリングを実施します」

「ＯＨ～!!」

「Marvellous（すごすぎです）!!」

視察者一同は感嘆する。

さらに影浦は続ける。

「我々は２０２４年に『ＡＩロボ』というＡＩ画像認識を用いたＡＩ診断機器を開発し始め、２０２４年10月に完成させました。

これは、虹彩や角膜、水晶体の形状ハードと眼底のソフト画像をＡＩで分析するものです。虹彩ハード情報から眼底領域のあらゆる情報、そして軟組織から、特に毛細血管から全身のあらゆる詳細なる健康情報をとりつけることができるのです。

これで精密にわかるのは以下です。

近視、遠視、乱視、弱視、緑内障、白内障、ドライアイ、ブドウ膜炎、角膜、水晶体、虹彩炎。

さらに糖尿病の重症度、脳出血、梗塞リスク、高血圧、がん、肝臓、腎臓などの全身臓器の繊細な機能、さらに精神状態です。

これに日ごろの食事、運動、メンタルケア、睡眠パターンが身体に良いか、否か。サプリメントや各種治療の効果が精妙にわかるのです。

健康診断、人間ドッグが、たったの5秒で精度高く可能となったのです。

また、予防医療の有効性のジャッジ、さらに生理年齢の割り出し、アンチエイジング治療の効果も可視化できるようになりました」

エクソソーム点鼻使用の経過

認知症の進行を止める可能性を示すパイロットデータ

BEFORE

カルテNo	Aβ42	IL-10
A	6.548	0
B	6.561	2.08
C	5.884	0.46
D	19.651	0
E	7.199	0
F	7.47	0

➡

AFTER

経過	カルテNo	Aβ42	IL-10
4ヵ月後	A	0	6.45
4ヵ月後	B	0	3.04
4ヵ月後	C	0	10.26
3ヵ月後	D	6.825	17.13
4ヵ月後	E	0	3.67
2ヵ月後	F	2.955	3.66

Aβ42：アルツハイマー型認知症原因物質
IL-10：抗炎症性サイトカイン
（高輪クリニックにてパイロット6名施行）

「ところで、当病院の治療の一番の特徴は、認知症、特にアルツハイマーの診断を受けている方の認知機能が一気に上がり、元通りの機能に戻ることです。3か月あれば、ほぼ100パーセント奏功します。一般にはなかなか治らない認知機能低下があっという間に治るんです。

高次機能（脳機能）の再生です。臍帯ウォートンジェリー・エクソソームの賜物《たまもの》です。さらに行者ニンニクという縄文人、アイヌの方々から授かった素材とそのエクソソーム化、さらに人工栽培で安定エクソソーム製造に成功。いにしえの英知と先進医療の合わせ技です。さらにバクテリアから抽出したエクソソームは120種類あります。

この治療で脳機能が短期間に改善し、社会活動を制限されていた高齢者の方が見事に復活し、第二の人生を幸福感とともに送っていただけるという画期的医療なのです」

影浦院長の言葉にシンガポール医師団は、誰もが驚きを超えて、皆、腰が抜けそうになる。一同驚愕のあまり口を空けたままです。

沖縄フェニックス病院は、現在、この治療で世界的に有名になり、国内だけでなく海外からの認知症、アルツハイマー病の患者を受け入れている。

シンガポール医師団からは、この治療を受けている患者さんに直接会いたいとのリクエストがあった。そこで、一同は影浦院長が先導して、高次機能リハビリ病棟に移動する。一行の移動中に一人の老人男性が影浦に声をかけてきた。

「影浦先生、昨日病院を抜けて、シイラを釣ったけんね。さばいて炙りにしておいたんで、今晩、「スナック右京」で一杯やろやー」

「オーケー。20時からでいいですか」

影浦院長は、2か月前にアルツハイマー病で入院し、その後、劇的に改善した小蔵の誘いでシイラを肴に夜飲む約束をしたのだ。

その一連のやりとりを聞いて、シンガポール医師団が騒ぎ出す。

「オー、マイ　ゴッド！」

通常の医療施設においては、ありえないことが堂々と展開していることに、医師団は信じられない思いなのだ。

そうだろう、病院長と入院患者が、夜、施設内のメディカルパブで飲む約束をする。患者が病院を抜け出して釣りに行く。釣った魚をつまみにする。

シンガポール医師団は、沖縄フェニックス病院のオープンな姿勢に感激していた。

夜、20時、影浦院長、シンガポール医師団、患者の小蔵、さらに入院患者2名、さらに東京の高輪クリニックと半々で勤務している看護師チームが合流。通常の医療機関では考えられない飲み会が行われた。メディカルパブでは、男性患者は自由に訪問することができる。

遺伝子検査、生化学検査に応じて、飲酒量はコントロールされるが、基本的に滋養強壮作用のあるアルコールのみのメディカルパブ、医師がホスト役となり、入院患者が酒を飲む。小蔵は自分が釣ってきた魚をつまみに師長との会食を楽しんだ。

小蔵は現在78歳で、島根県出雲出身。5年前にアルツハイマー病の診断を受けて、病院通いを開始したが、病状は悪化の一途をたどった。ほんの3か月前には徘徊も始まり、下肢の機能も低下して、車いすのお世話になるようになっていた。それまで長女の介護を受けていたが、すでに一般人が世話をするレベルをはるかに超えた状態で、しかたなく沖縄フェニックス病院に、ほとんど厄介払いのようにして連れてこられた。

以前は、いったん入院したら、二度と退院できないという、「墓場病院」とか「姥捨て山病院」などと揶揄されるような病院だった。

しかし、影浦チームが入り込むや、沖縄フェニックス病院は、高次機能再生医療の殿堂として、一変したのである。

現在は、認知症、アルツハイマー病を改善する病院として、世界的にも注目される存在となっている。

ここに入院すれば、どんな患者も3〜6か月で社会復帰できる、奇跡の病院なのだ。

それだけではない。手術後の回復は、幹細胞エクソソーム、表皮の傷跡はアロエベラエクソソームが創傷治癒スピードを合わせ技で3倍に、外傷は手術してから退院までの期間は、平均して2・5日。骨折も同様、10年前であれば、複雑骨折なら20日間はかかっていた。

高確率で発毛を促し、シミやシワが消え、失われた男性機能も回復する。

小蔵は、酒に染まった顔ながら、真剣なまなざしで訴える。

「わしはこの病院のおかげで生き返ったんじゃ。ここに来るまでは、何も考えることができなかった。というか何も考えたくない感覚になっていたんじゃ。それがここに来たら、突然頭が冴えて、学生のときみたいにやる気が蘇ってきたんだわい」

小蔵は、実にうれしそうに語る。

バクテリアエクソソームは心の傷にてき面だ。うつ病、不安神経症、統合失調症、心の傷の癒し、そしてリハビリ期間を10倍短縮した。およそ5日間でいかなる精神疾患を完治できるようになったのだ。

「歩けなくなっていたのに、足の機能は80パーセントくらいは戻っている。もう少し回復させたら、退院して、自宅に戻る予定じゃ」

小蔵の言葉を引き取って、影浦院長が続ける。

「小蔵さんは、当院に入院して、わずか2か月で重度の認知症が劇的に改善されました。今では認知機能が70歳レベルにまで回復されています。今後は柔道整復と温熱治療を2週間ほど受けていただき、運動機能を完全に戻した状態で退院です」

認知症は平均入院25日。ほぼ1か月あれば完治する。生活習慣指導は、小蔵の左手につけたウェラブルのおかげで完全オーダーメイドの予防指導を確立している。

一日24時間ウェラブルは、心電図、血圧、血糖値、自律神経バランス、睡眠パターン、画像取り込みから食事と心身の変化をデータとして取り込んでいく。さらに、日々のＡＩ虹彩眼底画像情報とともに、ＡＩに取り込まれる。

そして午前8時から毎朝アバター影浦医師が小蔵に対して適正な一日の食事メニュー・運動の指示を出してくる。すべてクラウドでの情報であり、セキュリティーとスピードに関しては1秒以内の世界だ。

影浦院長の言葉を厳粛な様子で小蔵は聞き入っていた。

「影浦先生は、私の命の恩人だ。しかも毎朝、本物と見分けがつかないアバター先生が寄り添ってくれるおかげで身体も頭も以前みたいに戻って、やる気に満ち溢れているんじゃ。ただ、家に帰っても婆さんは5年前に先立たれ、娘にも迷惑をかけたくない。だったら、新しい女でも作っちゃろうか、と思っとるんだわい！　わっはっは！」

小蔵が「ママ」と呼んでいる、お気に入りの、笑顔が絶えない師長の方を向いてニヤっと笑った。


この病院には、女性患者さん用の高級喫茶および倶楽部ラウンジがある。ここには、男性医師と男性看護師がホスト役として接客する。

入院中に釣りに行って、釣りあげた魚を持ち込むと院内だけで通用する院内通貨に両替される。

また、自身が持っている特技を活かして、料理をしたり、散髪をしたり、囲碁や将棋の指導をしたりと、他の患者さんの役に立つサービスを行った対価として、院内通貨に変えることができる。この院内通貨で娯楽を楽しむことができる。

「飲むほどに健康になるメディカルパブ、倶楽部ラウンジ、こんな楽しいシステムなら世界中に広げてほしいですね！」

だいぶお酒が回って、ほろ酔いかげんになったシンガポール医師団のひとりが、感極まったかのように影浦に語った。

ＡＩが進化し「ハード」面が整うことで、人間らしさを追求する「ソフト」面の充実を図るバランス感覚が、真に国民に役立つ医療を提供するのだ。

パブで皆が和気あいあいとしているところに、血相を変えて看護師の新川が飛び込んできた。

「影浦先生、急患です。ＥＲ（救急救命室）が今日は二人しかいません。どうも過去にない頭痛を訴えられていて、その後の意識消失です。ＳＡＨ（クモ膜下出血）の可能性がありますが、本日は脳外科医が徳丸病院に取られていて不在です。先生、申し訳ありませんが、お願いできませんか」

「了解。臍帯血幹細胞エクソソームの準備をしておいてくれ」

影浦は、シンガポール医師団を連れてＥＲに急いだ。

救急救命士からの第二報が入った。

「42歳女性。沖縄まで訪問してきた取引先と会合中に発作的に起こった頭痛。その後、嘔吐。10分後には顔面蒼白となり、救急要請。救急要請直後に意識消失。血圧80／50、JCS100、SPO_2（酸素飽和度）78パーセント。そのため酸素を使用しています。現在、5L使用でもSPO_2 88パーセント、血圧88／60、JCS100の状態です」

影浦が時間を確認すると23時だった。

影浦はアイヌ薬草、熊の胆核酸を3錠内服。一発で身体からアルコールが抜けた。


10分後、救急車が救急玄関に着いた。

「状況は？」

影浦は救急隊員に尋ねた。

「患者さん氏名は、浦添しずえ。42歳、女性。JCS200・O_2 6LでSPO_2 280％、血圧80／45です」

救急隊員は、緊張した面持ちで答えた。

「うん、状況は更に悪化している……」

患者を診察台に乗せ、モニター、ルート確保に急いだ。

影浦は慌てず血管確保した。

「……呼吸音に左右差はないが…、心電図も心筋梗塞を疑わせる所見は乏しい……。まずはプレーンでのCT」

影浦の指示に、スタッフはテキパキと対応した。

「影浦先生、写真ができました」

田村がパソコン上の電子カルテにCT画像を映し出した。

「典型的なクモ膜下出血だな。放射線科を呼んでくれ」

(かあさんと同じ名前しずえ、しかもかあさんが亡くなった歳と同じか。クモ膜下出血……。偶然すぎるな)

影浦は写真を見て、スタッフに指示をだす。

「出血部位の中大脳動脈動脈瘤をカテーテルコイリング、破裂した血管に臍帯血バンクからの血液幹細胞エクソソームを流し込むぞ」

放射線科伊藤が、現場に3分後に到着。そして、右頸動脈から入れ込んだカテーテルは2分後に裂傷部位に届き、コイリングにて止血。

「バイタルは？」

影浦が田村に聞く。

「血圧100まで戻っています。エクソソームを注入して10分後に再度CTだ」

「オーケー。SPO_2は98パーセント。一気に戻っています」

注入後5分。

「浦添さん〜！」

影浦の呼びかけに患者が反応する。

「うっ、頭が痛い」

意識が戻る。

そして、5分後CT撮影。

影浦はシンガポール医師団にCT画像を見せた。

「いかがですか。最初のCTと比べてください。出血病巣は10分でほぼ消えています。動脈瘤の破綻は、今後の血圧コントロールのみで様子を見ます。

本日は遅いので、入院ですが、通常ですとデーサージェリー。治療終了後6時間でお帰りいただきます」

「リアリー（ほんと）？」
シンガポール医師団から驚嘆の声が上がった。

診療終了23時半。
「うちは南青山のフレンチ、虎ノ門のイタリアン、白金のすし屋、高輪プリンスの味街道のシェフが病院内の4つのレストランを構えており、入院食もビタミン、ミネラル有機野菜に加えて、これらの植物エクソソームが添加され、アンチエイジング効果、万病予防効果が期待できます。
味にも徹底的にこだわりを持っています。
本日は皆さん、VIP用の入院ベッドで寝ていただき、明日の朝食は、白金のすし屋が出す魚のエクソソームとガリから抽出したショウガエクソソーム入り和食を堪能くださ
い」（魚のエクソソームとショウガエクソソームの合わせ技で口臭は完全に消え、消化吸収力を一気に高めるのだ）
影浦の言葉にシンガポール医師団は思わず、一斉に拍手をする。

翌朝、エクソソームバランスで計算され尽くした和食を堪能した後、シンガポール医師団には、続きの案内を新山理事長が担当した。新山は今年52歳。しかし、見た目は30歳前後。

彼は影浦が遊びで開発した「宮古島産の月桃エクソソーム」をモニターで1年前から使い始めた。すると何と1か月に2歳分、肌年齢がリバースしていく。ビジョアという機器でのAI画像診断で皮膚年齢をチェックした結果だ。そして1年で、なんと肌年齢は20歳若返ったのだ。

「病院内には、縄文人の伝承療法記念館があり、沖縄伝承療法、アイヌ伝承療法の歴史を見ることができます。

沖縄はアイヌと同様に縄文人の末裔です。

私もその一人として熱い思いで記念館を作ったのです。

リハビリには120床ながら、OT、PTと日本伝承療法のひとつの柔道整復師、さらに和鍼の鍼灸師が約100名体制で、手厚いリハビリ活動を実施しています。

また、音楽療法を積極的に取り入れ、元大手芸能事務所のメンバーが入れ替わりで演奏活動を行っています。

さらに患者さんが積極的に楽器を弾くように演奏専用スタジオも配備されています。

影浦院長は和太鼓を趣味としていたが、それを活かして、和太鼓療育を入院患者さんに導入していますよ。影浦先生は自ら積極的に和太鼓の指導をしています。先生は先端医療と伝承の和合、温故知新の精神を重んじています」

理事長の話に興味を持ったシンガポール医師団は、和太鼓療育にも参加した。療育前には、集中力、記憶力を向上させるC・ブチリカム菌エクソソームのサプリメントを全員で内服する。このバクテリア・エクソソームは脳にエクソソームを送り込み、集中力・記憶力を一気に向上させる。さらにやる気の塊になる。

10分間の指導後、30分後にはゲストの医師陣はプロ和太鼓奏者チームのごとく見事な演奏をするようになる。

「驚きました!!　バクテリア・エクソソームにここまで脳を活性化する力があるとは!　認知症の改善!!　体感しました!　各臓器の機能を活性化することも!」

「心身ともにリフレッシュ!

それにしても、最先端再生医療でアンチエイジング、特にアルツハイマー、認知症全般の改善率は驚異的な数字を出しているだけでも驚きですそのうえ、娯楽、エンターテインメント、食事と、日本人のおもてなしの完成が詰まった素晴らしい病院です。和洋折衷、和魂漢才ですね」

「また、エクソソームは素材別に適材適所に利用できること、よくわかりました!!」

シンガポール医師団からの絶賛の声が上がり、シンガポールにぜひ姉妹院を作ってほしいと、リアルなオファーにつながった。

シンガポール医師団のお見送りには、影浦の妻となった希が3歳の男の子ムカルを連れてやってきた。自ら作ったシーサーの焼き物が各自に贈呈された。

「これは主人が魔物にまとわりつかれないように、魔除けとして、沖縄に来てから私が作り続けているお守りです。

皆様の今後のシンガポールでの医療改革に邪魔が入らないようにプレゼントさせていただきました」

「オー、スモール・マー・ライオン!」

医師団から喜びの声があがる。

「また来るさ〜」

アイヌ部落の若き精鋭、ムカルの名前をもらった影浦ムカルは、無邪気に沖縄弁であいさつをして、シンガポール医師団から割れんばかりの拍手をもらった。

おわりに

天然素材の植物、ミルクや海洋生物のエクソソームの薬効、そしてがんを含む各種難病の病因の究明、これまで薬物では治癒しなかった難病が治療法の手がかり等々を明らかにする論文が続々と発表されています。

まさにエクソソームによって医療が大転換を起こす可能性があります。

あまりのスピードの速さに、とくに日々の臨床をこなしている医師にはまったくイメージが追いつきません。

ここからは本書で紹介したように、先進医学がもたらす桁外れに進化した医療システム、とくに再生医療、リバースエイジング治療、がん治療の完成で、健康寿命が20〜30年後には100歳から120歳まで延びるシミュレーションも出ています。

多くの医療従事者が予想している現状の延長線上の路線と、一気に進化した先にある世界、両方をイメージしながら現実を生きるのが賢明かと私は思っています。

まさにパラレルワールドです。

近い将来、人類はあらゆる病気を克服する時代が訪れる、その扉がエクソソームによって開かれてきている気がします。

人口は増え続け、人類の住処である地球崩壊のスピードを上げてしまうのか？

そのシミュレーションや対策は、私のレベルではわからないので、未来医療の学者に譲りたいと思います。

臨床医として37年間。現在62歳ですが、さまざまなエクソソームの実験台になっているおかげか、生理年齢マーカーでは、40歳半ばを示しています。

ここから少なくとも30年は臨床の現場に立ち続ける意気込みです。

本書執筆にあたり、情報提供に尽力いただきました東京大学定量生命科学研究所の秋山徹教授、東海大学医学部の西崎泰弘教授、順天堂大学医学部の小林弘幸教授、当組織外部取締役中村勉先生、当組織の戒井、井上、松永、新山に心からお礼を申し上げます。

陰山泰成

参考文献

・「がん」は止められる　落谷 孝広　河出書房新社

【漢方エクソソーム】

・プロテオミクスとバイオインフォマティクスに基づく神経変性疾患に対するドライナリアエ根茎の根由来細胞外小胞の薬剤価値。Cao Y 他植物の信号の挙動。2022;17(1):2129290。

・ハン・J他　メシマコブ由来のエキソソーム様ナノベシクルは、界を越えた制御を通じてMical2発現を阻害し、紫外線誘発性の皮膚老化を阻害します。Jナノバイオテクノロジー。2022;20(1):455。

・リャオ・Q他　新規の糖尿病性創傷治癒促進剤として古代の薬用昆虫Periplaneta americana L. に由来する天然のエキソソーム様ナノ粒子。Jナノバイオテクノロジー。2023;21(1):169。

・Qiu FS 他　Rgl-exomiR-7972 は、新鮮なジオウ由来の新規植物エキソソーム マイクロRNAであり、リポ多糖類誘発性の急性肺損傷および腸内細菌叢の異常を改善します。バイオメッド薬剤師。2023;165:115007。

【バクテリアエクソソーム】
・ユン・YC 他ヒトの頭皮に存在するLeuconostoc holzapfelii由来の細胞外小胞がヒト毛包毛乳頭細胞の発毛に及ぼす刺激効果。Curr はMol Biol を発行します。2022;44(2):845-866。
・ゲルゲンス・A他。細胞外小胞調製物を安定化する保存条件の特定。J細胞外小胞。2022;11(6):e12238。
【ショウガエクソソーム】
・張M他 食用ショウガ由来ナノ粒子：炎症性腸疾患および大腸炎関連癌の予防および治療のための新しい治療アプローチ。生体材料。2016;101:321-340。
・Teng Y 他 植物由来のエクソソーム マイクロRNAが腸内細菌叢を形成します。細胞宿主微生物。2018;24(5):637-652.e8。
・スンダラム・K他。植物由来のエクソソームナノ粒子がポルフィロモナス・ジンジバリスの病原性を阻害します。iサイエンス。2019;21:308-327。
・Teng Y 他 植物由来のエクソソーム マイクロRNAは、エクソソーム SARS-CoV-2 Nsp12によって誘発される肺の炎症を抑制します。モル・サー。2021;S1525-

0016(21)00257-4。土井 :10.1016/j.ymthe.2021.05.005
・マン・F他　天然のナノスケール薬物キャリアとしてのショウガ由来細胞外小胞とラットにおける腸管吸収の研究。　AAPS ファーマサイエンステック。　2021;22(6):206。土井 :10.1208/s12249-021-02087-7
・マオ・Y 他　ショウガ由来のエキソソームと経口抗体の高性能送達のための無機フレームワークで作られた生体模倣ナノ複合材料。　ナノスケール。　2021. doi: 10.1039/d1nr06015e.
・NemidkanamV, et al.　ナノ医療候補であるケンフェリア・パルビフローラの細胞外小胞の特徴。　PLoS ワン。　2022;17(1):e0262884。
・イン・L他　ショウガエキソソーム様ナノ粒子のマイクロ RNA プロファイルの特性評価と腸 Caco-2 細胞における抗炎症効果。　J 農業食品化学。　2022;10.1021/acs.jafc.1c07306。
・Wongkaewkhiaw S, et al.　指根（Boesenbergia rotunda (L.) Mansf.）由来のナノベシクルによるヒト結腸直腸癌細胞におけるアポトーシスの誘導。　PLoS ワン。　2022;17(4):e0266044。

・クマール・A他　miR-375は、アリール炭化水素受容体と細菌性トリプトファナーゼ(tnaA) 遺伝子を標的とすることで、高脂肪食誘発性のインスリン抵抗性と肥満を予防します。セラノスティクス。2021;11(9):4061-4077。

【ウコンエクソソーム】

・Nemidkanam V, et al. ナノ医療候補であるケンフェリア・パルビフローラの細胞外小胞の特徴。PLoS ワン。2022;17(1):e0262884。

・リュー・C他　ウコン由来エクソソーム様ナノベシクルの経口投与。マウス大腸炎治療のための抗炎症性および解決促進性の生体作用を備えています。Jナノバイオテクノロジー。2022;20(1):206. 西安交通大学

【アロエベラエクソソーム】

・キム・M・K他　創傷治癒におけるアロエベラの皮由来の小さな細胞外小胞の抗酸化作用。組織工学再生医学。2021;10.1007/s13770-021-00367-8。土井 :10.1007/s13770-021-00367-8

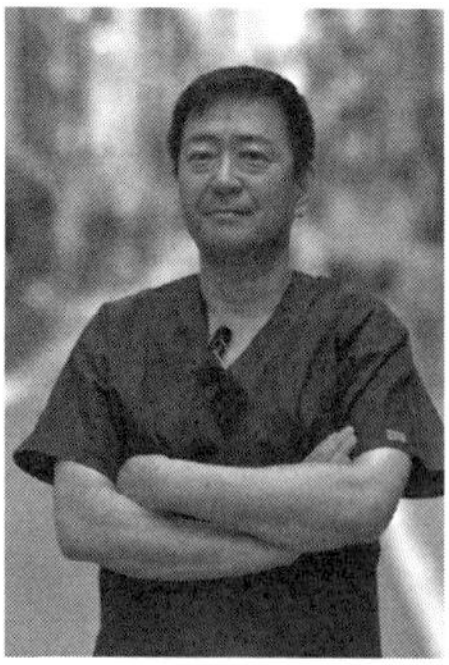

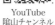

著者プロフィール

陰山 泰成（かげやま やすなり）

東海大学医学部客員教授。

岐阜県出身。医学博士。九州歯科大学卒、岐阜大学医学部大学院卒。医師・歯科医師のダブルライセンス・ドクター。

救命救急科、整形外科、歯科麻酔科を歴任。日本総合健診医学会専門医・日本人間ドック学会専門医。高輪クリニックグループ代表。

東京大学発ベンチャー企業、株式会社医道メディカル代表取締役社長。

YouTube
陰山チャンネル

高輪クリニック
公式サイト

エクソソーム・パラレルワールド―学術編《がくじゅつへん》―

2024 年 4 月 11 日　初版第 1 刷発行
著　者　陰山泰成
発行者　友村太郎
発行所　知道出版
〒 101-0051 東京都千代田区神田神保町 1-11-2
天下一第二ビル 3F
TEL 03-5282-3185　FAX 03-5282-3186
http://www.chido.co.jp
印　刷　モリモト印刷

ISBN978-4-88664-366-7